# DU TRAITEMENT

# DE LA SCIATIQUE

ET DE

# QUELQUES NÉVRALGIES

PAR

# L'HUILE DE TÉRÉBENTHINE.

OUVRAGES DU MÊME AUTEUR,

*Qui se trouvent chez le même Libraire :*

*Manuel de Clinique médicale*, contenant la manière d'observer en médecine; les diverses méthodes d'exploration appliquée aux maladies de la tête, de la poitrine, de l'abdomen et des tissus, ainsi qu'à l'investigation cadavérique et à l'étude du diagnostic; suivi d'un *Exposé des Signes des Maladies et de leur Anatomie pathologique*. 2e. édition. Paris, 1826, in-18, br. 6 fr.

*Manuel de Thérapeutique et de Matière médicale*, suivi d'un formulaire pratique. Paris, 1828, in-18, br. 6 fr.

*Recherches sur l'inflammation de l'Arachnoïde cérébrale et spinale*, etc., précédées du rapport fait à l'Institut sur cet ouvrage par MM. Portal, Pelletan, Hallé et Duméril. Paris, 1821. Un fort volume in-8o. br. 7 fr. 50 c.

*Mémoire sur l'Inflammation des Nerfs*. Paris, 1824. In-8e. 1 fr. 50 c.

# DU TRAITEMENT
# DE LA SCIATIQUE
ET DE
# QUELQUES NÉVRALGIES
PAR
# L'HUILE DE TÉRÉBENTHINE,

**PAR L. MARTINET,**

Docteur en Médecine, Ancien Chef de Clinique de la Faculté à l'Hôtel-Dieu de Paris, Président de l'Athénée de Médecine, Membre de l'Académie impériale et royale de Florence, de l'Académie de Sienne, de la Société Huntérienne de Londres, de la Société de la Nouvelle-Orléans, Correspondant de la Faculté de Médecine de Bogota, etc., etc.

**DEUXIÈME ÉDITION,**

REVUE ET AUGMENTÉE.

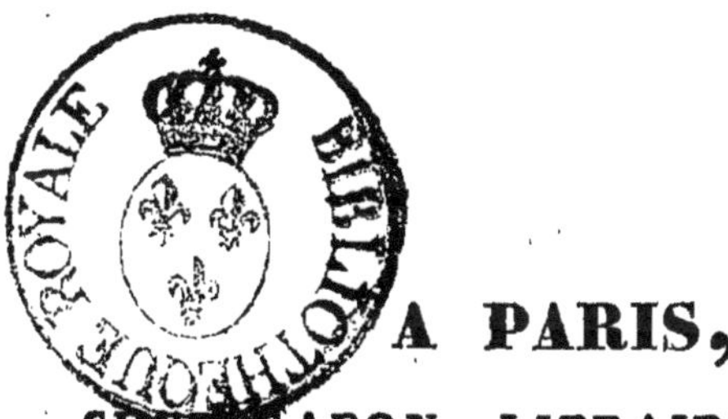


**A PARIS,**

**CHEZ GABON, LIBRAIRE-ÉDITEUR,**

RUE DE L'ÉCOLE-DE-MÉDECINE, N°. 10;

A MONTPELLIER, CHEZ LE MÊME LIBRAIRE;

ET A BRUXELLES, AU DÉPÔT GÉNÉRAL DE LIBRAIRIE MÉDICALE FRANÇAISE,

Marché aux Poulets, n°. 1213, au coin de la rue des Fripiers.

**1829.**

Dès l'année 1818 j'avais cherché à éveiller l'attention des praticiens sur un médicament autrefois employé avec beaucoup de succès en Angleterre par Cheyne et par Fr. Home contre la sciatique, mais dont il n'était nullement fait mention dans nos ouvrages de thérapeutique, et dont aucun médecin, que je sache, ne se servait alors en France, à l'exception, toutefois, de M. le professeur Récamier.

A cette époque, ne possédant encore qu'un trop petit nombre de faits pour établir des règles de conduite applicables à tous les cas, je dus mettre dans mon travail toute la réserve que comporte un simple essai. Mais en 1823, lorsque des expériences suffisamment répétées m'eurent pleinement convaincu de l'utilité dont pouvait devenir, pour la médecine pratique, l'emploi rationnel de l'huile de térébenthine, je ne me bornai plus à rapporter des observations soigneusement recueillies; j'indiquai sous quelle forme et avec quelle précaution on devait administrer ce médicament; je fis connaître les conditions pathologiques et les circonstances accessoires qui pouvaient en assurer le succès, non-seulement dans le cas de sciatique, mais encore dans les autres névralgies des membres. Chacun put alors vérifier mes observations et obtenir les avantages que j'avais obtenus moi-même.

L'appel que je venais de faire ne tarda pas à être entendu. L'huile de térébenthine fut administrée, et le fut, en général, avec le plus grand succès. Ce sont ces nouveaux faits que je présente aujourd'hui au public, en y ajoutant les résultats de cinq années d'expérience dans un grand hôpital et dans ma pratique particulière. Ce n'est donc qu'après avoir épuisé tous les degrés de l'expérimentation ; ce n'est qu'après avoir soumis ce médicament à tous les genres d'épreuves par lesquelles doit nécessairement passer un agent thérapeutique, pour que son efficacité soit suffisamment constatée, que je crois pouvoir donner aujourd'hui comme un fait, que l'huile de térébenthine est l'un des moyens le plus puissant et le plus prompt que nous possédions, de guérir la sciatique et les autres névralgies des membres.

Je profite de cette occasion pour témoigner mes remercîmens à tous ceux de mes confrères qui m'ont fourni des matériaux pour ce travail, et en particulier à M. de Larroque, Médecin des Dispensaires, qui a mis à ma disposition un excellent Mémoire, encore inédit, présenté par lui à l'Académie royale de Médecine en 1823.

# DU TRAITEMENT

DE

# LA SCIATIQUE

ET

# DE QUELQUES NÉVRALGIES

PAR L'EMPLOI

# DE L'HUILE DE TÉRÉBENTHINE.



## CHAPITRE PREMIER.

*Observations de Névralgies guéries par l'essence de Térébenthine.*

### Iere. OBSERVATION.

Névralgie sciatique poplitée externe, aiguë; emploi infructueux des sangsues, des vésicatoires à la tête du péroné et à l'échancrure ischiatique. Le trente-unième jour de la maladie administration du looch térébenthiné; guérison le cinquième jour de ce traitement.

Une femme, âgée de quarante-six ans, avait éprouvé, pour la première fois, à l'âge de trente-cinq ans, une névralgie sciatique qui céda à l'usage de la saignée et des bains. Le 28 février 1816, elle ressentit spontanément une douleur qui s'étendait de la hanche gauche à la plante du pied, en déterminant une sensation de picotement et de froid vif le long de la partie postérieure de la cuisse, et particulièrement le long du bord externe de la face antérieure du tibia; parvenue au coude-pied, cette douleur se contournait vers la plante et y restait fixée. En vain on eut recours à l'application des sangsues; un vésicatoire placé sur la tête du péroné n'apporta pas le moindre soulagement; au contraire, la douleur, de rémittente qu'elle était, devint continue, de telle sorte que la malade, ne pouvant plus se soutenir, était obligée de rester au lit. Un très-large vésicatoire fut appliqué vers la sortie du nerf sciatique, mais également sans aucun avantage.

Le 1er. avril, on administra l'essence de térébenthine, unie avec le miel (1). Ce ne fut qu'à la sixième cuillerée, le deuxième jour, que la malade se trouva considérablement soulagée; les douleurs se dissipèrent presque subitement. Le 5 avril la guérison était complète.

(1) Essence de térébenthine ʒ jj, miel rosat ℥ iv: trois cuillerées par jour.

Toutes les fois que, dans la suite de ce Mémoire, la composition du looch ne sera pas indiquée d'une manière particulière, c'est qu'en tout il sera semblable à celui-ci.

## II^e. Observation (1).

Névralgie fémoro-poplitée survenue à la suite d'une suppression de transpiration; paroxysmes violens se faisant sentir particulièrement la nuit; impossibilité de marcher; engourdissement porté au point de rendre les tégumens insensibles au *pincer*. Emploi du looch térébenthiné après plus de six mois de maladie; guérison le cinquième jour de ce traitement.

Le nommé Billard, valet-de-chambre, âgé de soixante ans, d'une constitution forte, d'une petite stature et d'un tempérament bilieux, se plaignait depuis plus de six mois d'une douleur dans la cuisse droite, survenue par suite d'un refroidissement subit, pendant qu'il avait tout le corps couvert de sueur.

Cette douleur se développa d'abord derrière la fesse droite vis-à-vis de l'échancrure ischiatique, où elle occupait à peine l'espace de deux ou trois pouces; mais bientôt elle se répandit le long de la partie externe et un peu postérieure de la cuisse, en suivant exactement le trajet du nerf fémoro-poplité. Durant quelques jours elle ne dépassa pas la partie externe et postérieure du

(1) Cette observation a été recueillie par M. de Larroque, qui a bien voulu me la communiquer. Elle fait partie d'un mémoire sur les *Bons effets de l'huile de térébenthine dans la névralgie fémoro-poplitée*, que ce médecin a présenté à l'Académie royale de Médecine.

genou, où elle devenait d'une violence extrême, soit pendant, soit après une marche un peu prolongée ou précipitée. Au bout d'une quinzaine elle s'étendit le long du bord péronier de la jambe, jusqu'à la plante du pied et à l'extrémité des doigts, où le malade éprouvait un engourdissement d'autant plus désagréable que quelquefois il ne sentait pas son pied. Dans quelques circonstances il ressentait une sorte de fourmillement à la partie antérieure de la cuisse, qui alors devenait tout-à-fait insensible ; cette insensibilité était même portée au point que le malade n'avait pas conscience des pincemens violens exercés par une autre personne. Mais ce qu'il y avait de très-remarquable, c'est que cette stupeur coïncidait constamment avec des douleurs vives du nerf fémoro-poplité. Celles-ci étaient déchirantes, pulsatives et lancinantes ; elles se manifestaient souvent dans le jour, surtout pendant la station, ou lorsque Billard montait précipitamment l'escalier, au milieu duquel il était alors obligé de s'arrêter. Mais c'était, en général, à l'entrée de la nuit ou lorsqu'il était alité que la névralgie devenait plus violente et faisait pousser des gémissemens ou des cris au malade. Les rémissions avaient lieu vers six à sept heures du matin.

Quoique cette sciatique fût déjà très-ancienne

et que les souffrances fussent excessivement vives, Billard n'avait eu recours à aucun traitement parce qu'il espérait qu'avec le temps elle se dissiperait. Il avait continué à vaquer à ses occupations, mais non sans être obligé de s'asseoir lorsque l'irritation du nerf sciatique se manifestait pendant le jour.

Le 15 mars 1820, la douleur se fit sentir plus vivement qu'à l'ordinaire; l'engourdissement de la cuisse et du pied devint plus considérable et força le malade à garder le repos le plus absolu. Ce ne fut qu'alors que je fus consulté et que j'ordonnai la potion suivante à prendre par cuillerée à bouche toutes les deux heures. — Prenez huile de térébenthine, un gros; sirop de miel quatre onces.

Après l'usage de quatre cuillerées de ce looch, la douleur se fit sentir moins vivement, l'engourdissement diminua, le malade marcha un peu plus à son aise.

*Deuxième jour.* Le médicament fut administré à la même dose et le soulagement fut encore plus marqué que la veille.

*Troisième jour.* Billard en prit de son chef six cuillerées, qui firent entièrement disparaître les symptômes névralgiques; il ne lui restait qu'un peu d'engourdissement au pied. Néanmoins, il continua encore pendant deux jours l'emploi de l'huile de térébenthinc et la guérison fut assurée.

Depuis l'année 1820 j'ai vu ce malade plus de deux cents fois ; je lui ai demandé, à diverses reprises s'il avait ressenti de nouvelles atteintes, et il m'a toujours répondu négativement.

## IIIe. Observation (1).

Névralgie sciatique, chronique ; guérison le quatrième jour du traitement.

Le 30 mars 1778, David Reid, âgé de soixante-un ans, portefaix, ayant été reçu à l'hôpital pour une lienterie, et venant d'en être guéri, se plaignit d'une douleur sciatique qui le tourmentait, disait-il, depuis sept années, et le faisait beaucoup souffrir, surtout lorsqu'il montait des escaliers. Le 11 avril, on le soumit au traitement par la térébenthine (2). Le 14, les douleurs, qui avaient leur siége dans la cuisse et la jambe, se dissipèrent, et David put marcher, monter et descendre avec facilité.

(1) F. Home, *Expérience* IV.

(2) Miel rosat ℥ j, huile de térébenthine ʒ jj : deux cuillerées par jour.

## IV^e. Observation.

Névralgie sciatique aiguë avec engourdissement et faiblesse du membre affecté. Le onzième jour de la maladie, emploi du looch térébenthiné, qui pendant trois jours ne produit aucun effet; le quatrième jour de ce traitement, développement d'une chaleur vive dans le trajet du nerf; le onzième, guérison.

P. B., âgé de trente-trois ans, d'un tempérament bilieux, jouissant habituellement d'une bonne santé, ayant depuis huit ans un écoulement vénérien qui reparaissait et disparaissait de temps à autre, sans qu'on ait jamais rien fait pour le supprimer, fut pris, dans la matinée du 6 novembre 1813, d'un engourdissement avec douleur et faiblesse dans toute la région externe de la cuisse et de la jambe gauches, depuis la partie supérieure et postérieure de la première, jusqu'au-dessous de la malléole externe. Le dixième jour, il entra à l'Hôtel-Dieu. Le onzième, il commença l'usage du looch térébenthiné (1). (Chiendent miellé pour boisson.) Le douzième, le treizième et le quatorzième jour, il ne se fit aucun changement appréciable. Le quinzième, suppression de l'écoulement vénérien; sensation de chaleur vive dans toute la

(1) Huile de térébenthine, ℨ ij; miel rosat, ℥ iv; trois cuillerées par jour.

partie externe de la cuisse et le long de la jambe malade, avec diminution de l'engourdissement et de la douleur. Le seizième jour, continuation du mieux; le dix-septième, disparition presque complète de toute incommodité; le dix-huitième, le malade marche sans appui et sans douleur; le dix-neuvième et le vingtième, il ne fait point usage du miel térébenthiné; le vingt-unième, malaise dans la région inférieure des lombes du côté droit; le vingt-deuxième jour, cessation complète de tous symptômes névralgiques.

Néanmoins, pour prévenir leur retour, on fait reprendre au malade le looch térébenthiné, comme les jours précédens.

Le vingt-troisième et le vingt-quatrième jour, continuation du bien-être; le vingt-cinquième, léger engourdissement de la jambe et de la cuisse gauches; un peu de toux. — Infusion de bourgeons de sapin du nord, miellée. — Miel térébenthiné. — Extrait gomme thébaïque, gr. j. Le vingt-sixième jour et le vingt-septième, amélioration très-marquée; le vingt-huitième, guérison et sortie de l'hôpital. Le malade marche très-bien. (*Dissertation du docteur Lespagnol*. Paris, 1815.)

## V^e. Observation.

Névralgie sciatique poplitée externe, aiguë, succédant à des douleurs lombaires fort anciennes; paroxysmes violens s'exaspérant au moindre mouvement; emploi infructueux des vésicatoires et des linimens calmans. Le vingt-quatrième jour de la maladie, administration du looch térébenthiné; guérison le dixième jour de ce traitement.

Marguerite Desprès, âgée de trente-quatre ans, éprouvait depuis l'âge de vingt-six ans des douleurs dans les lombes, qui avaient débuté pendant une grossesse, et qui, depuis, se renouvelaient de temps à autre avec une grande intensité. Les menstrues étaient régulières. Vers la fin de janvier 1820, les douleurs, qui avaient alors leur siége dans la région lombaire, s'étendirent le long de la partie postérieure de la cuisse gauche et du bord externe de la jambe et du pied; elles prirent une telle violence, que la malade poussait des plaintes continuelles et ne pouvait avoir un instant de sommeil. Des vésicatoires, des frictions avec le baume tranquille, avec un liniment anodin, avec l'eau de mélisse, n'apportèrent aucun soulagement à ces souffrances. Cette femme fut alors conduite à l'Hôtel-Dieu; elle présentait les symptômes suivans : douleur très-vive dans la région lombaire, se propageant le long du nerf sciatique, depuis l'ischion jusqu'au pied, s'exaspérant au moindre mouvement, et se faisant quelquefois sentir spontanément au genou et au pied en même temps. On prescrivit ce jour même une boisson sudorifique et trente grains de térébenthine en pilules. Les trois jours suivans on continua le même traitement en augmentant de quelques grains la dose de la térébenthine.

Le 21 février, la malade se trouve un peu mieux et peut se livrer au sommeil. On commence alors l'usage du looch térébenthiné (1), une cuillerée le matin et une le soir. Au bout de huit jours de l'administration de ce médicament, la douleur ne reparaissait plus que par intervalles très-éloignés; la malade était très-calme; le repos n'était plus troublé par ces éclairs de douleurs, si insupportables; enfin cette femme pouvait se lever, marcher seule et aller au bain. Malgré la répugnance qu'elle avait pour ce remède, elle le prenait cependant avec résignation, tant elle craignait une rechute; elle en continua l'usage jusqu'au 10 mars, c'est-à-dire pendant dix-sept jours. Le 25 elle sortit de l'hôpital, quinze jours après la cessation du looch, et n'éprouvant plus aucune douleur.

(1) Miel rosat, quatre onces; huile de térébenthine, deux gros.

## VIe. Observation (1).

Névralgies sciatique et crurale excessivement violentes ; paroxysmes la nuit, accompagnés de contractions spasmodiques principalement des muscles extenseurs. Le quatorzième jour de la maladie, emploi du looch térébenthiné ; soulagement dès le second jour ; développement de chaleur dans l'estomac ; guérison le cinquième.

Le nommé Laplace, cuisinier, âgé de cinquante ans, d'une très-forte constitution, d'un tempérament bilieux, ayant les cheveux noirs et le teint basané, éprouva, pour la deuxième fois, le 2 avril 1820, une douleur si violente dans tout le trajet du nerf sciatique droit, qu'il fut obligé de discontinuer ses occupations et de s'aliter.

La première attaque avait eu lieu à la même époque l'année précédente et sans que le malade pût lui assigner une cause manifeste, mais qui, selon toutes les apparences, résultait de quelque suppression de la transpiration. Comme cet accès s'était dissipé sous l'influence d'un liniment camphré, Laplace, sans consulter personne, eut, de nouveau, recours au même moyen ; mais cette fois il n'empêcha pas la douleur de s'étendre jusqu'à l'aine du même côté, à la face interne de la cuisse, à sa partie antérieure et au scrotum.

(1) Cette observation est empruntée au mémoire de M. de Larroque, dont il a été parlé plus haut.

Ces douleurs étaient rémittentes dans le jour; mais le soir elles devenaient très-intenses et continuaient toute la nuit, sans qu'il fût possible au malade de goûter un instant de repos. Ce n'était que vers la pointe du jour qu'il pouvait se livrer, pendant deux ou trois heures, à un sommeil réparateur, parce qu'alors les douleurs étaient moins aiguës, moins déchirantes, moins pulsatives, moins lancinantes. Mais une particularité assez remarquable, c'est que le malade était toujours réveillé par des spasmes assez violens des muscles du membre affecté, surtout des extenseurs, qui devenaient d'une dureté extrême. Ces spasmes se prolongeaient quelquefois pendant cinq ou six minutes; d'autres fois, au contraire, ils ne duraient que quelques secondes.

Pendant les rémissions, Laplace ressentait, dans toute la peau du membre malade, des picotemens fort incommodes, qui se dissipaient lorsque les douleurs névralgiques se reproduisaient avec quelque intensité.

La circulation générale ni les autres fonctions ne paraissaient pas altérées.

Le 6 avril, c'est-à-dire quatre jours après le développement des symptômes névralgiques, j'ordonnai la potion térébenthinée (1), qui fut

(1) Huile de térébenthine ʒj, sirop de miel ℥iv.

portée immédiatement à la dose de six cuillerées dans les vingt-quatre heures.

Le 7, les douleurs avaient considérablement diminué; elles étaient bornées au trajet du nerf sciatique; le malade, qui ne jouissait pas d'un moment de sommeil, reposa pendant quatre heures.

Le 8, Laplace prit la potion entière sans qu'elle produisît d'autre effet qu'une chaleur assez vive dans l'estomac et la cessation presque entière de la névralgie. L'urine, qui avait contracté l'odeur de la violette, devint un peu plus abondante que d'ordinaire. Les selles n'étant pas très-libres depuis le 6, on donna un lavement qui détermina deux garderobes abondantes.

Le 9, le malade se lève pour vaquer à ses affaires; il boîte un peu, ce qui dépend moins d'un léger engourdissement qu'il éprouve encore dans le membre, que parce qu'il craint de réveiller ses souffrances. Je lui conseillai de continuer l'usage de la potion à la même dose; le lendemain il se sentit parfaitement bien; il marchait aussi droit et aussi solidement qu'avant l'apparition de la maladie; mais comme je lui avais fait craindre la récidive des douleurs s'il ne continuait pas l'emploi du médicament pendant un ou deux jours, il prit encore, en vingt-quatre heures, huit cuillerées de la potion.

## VIIe. Observation.

Névralgie sciatique poplitée externe, chronique ; emploi infructueux des narcotiques à l'intérieur, des vésicatoires et des bains; administration du looch térébenthiné ; le sixième jour de ce traitement, guérison.

Un homme d'une cinquantaine d'années éprouvait depuis plusieurs mois une douleur qui s'étendait de la région ischiatique et du grand trochanter du côté droit à la plante du pied, en suivant la partie postérieure de la cuisse et la région poplitée; cette douleur se contournait ensuite en dehors de la jambe, et descendait le long de sa face externe. Ce malade avait fait usage des narcotiques à l'intérieur, des vésicatoires appliqués sur la cuisse sans le moindre avantage : il en avait été de même des bains. Ce fut à cette époque, à la fin d'août 1814, qu'il entra à l'Hôtel-Dieu. On lui prescrivit le miel térébenthiné (1) à la dose de trois cuillerées par jour.

Dès le lendemain le malade s'aperçut d'un soulagement assez sensible. Les jours suivans, les douleurs, qui étaient caractérisées par des élancemens parcourant le trajet du nerf sciatique, se dissipèrent graduellement; le sixième jour de ce

(1) Huile de térébenthine ʒij, miel rosat ℥iv.

traitement cet homme ne souffrait plus, aussi ne tarda-t-il pas à sortir de l'hôpital parfaitement guéri et marchant très-bien.

## VIII^e. Observation (1).

Névralgie sciatique poplitée externe, aiguë; emploi des sangsues et d'un large vésicatoire sans succès. Administration du looch avec l'éther térébenthiné de Cheyne; sensation de chaleur dans l'estomac; sueurs générales; guérison le dixième jour.

Une femme, âgée de quarante-cinq ans, encore bien réglée, vivant dans l'indigence et exposée à toutes les injures de l'air, dans les rues et sur les places de la capitale, vint réclamer mes soins dans le mois de décembre 1816, pour une névralgie sciatique, qui depuis dix-huit mois la faisait souffrir horriblement. La douleur partait de la partie interne de la tubérosité de l'ischion, et de là se propageait à la face postérieure de la cuisse, à la région poplitée externe de la jambe, et à la partie supérieure et externe du pied : elle se portait quelquefois jusqu'aux lombes, et revenait par intervalles avec une telle violence, que la malade ne pouvait dormir ni sortir de son lit, pendant six, huit ou dix jours. La douleur ne s'élevait à ce degré d'in-

(1) Cette observation m'a été communiquée par M. Parent-Duchatelet, aujourd'hui agrégé à la Faculté de Médecine de Paris.

tensité que lorsqu'elle était fixée sur le jarret; elle se portait tantôt dans un endroit, tantôt dans un autre, et rarement elle occupait toute l'étenduè du membre. A deux ou trois reprises ces douleurs se firent sentir dans le membre opposé ; elles y étaient très-légères et finirent par disparaître.

La malade resta plusieurs mois à l'Hôtel-Dieu, où on lui appliqua des sangsues sur les parties douloureuses, et quelque temps après un large vésicatoire, mais sans aucun succès. Elle sortit de cet hôpital aussi souffrante que quand elle y était entrée. C'est alors que je lui prescrivis six gros d'essence de térébenthine et d'alcool (distillés à partie égale) sur six onces de miel rosat, et par-dessus chaque dose une tasse d'une forte infusion d'arnica : je lui conseillai de ne consommer cette quantité que dans l'espace de huit jours; mais l'impatience où cette femme était d'être délivrée de ses douleurs ne lui permit pas d'attendre aussi long-temps, et dès le cinquième jour toute la potion était consommée. Chaque fois qu'elle en prenait, elle éprouvait une chaleur extrême dans l'estomac et une excitation générale qui se terminait par une sueur des plus abondantes. Au bout de dix jours elle marchait librement, pouvait porter des sabots, ce qui lui était auparavant impossible, et se disait parfaitement guérie. En l'interrogeant avec soin, elle convint cependant qu'elle ressentait encore une légère douleur dans la cuisse, ce qui me détermina à continuer le même moyen pendant quelques jours. J'eus tout lieu de m'en applaudir, car aujourd'hui (10 mai 1817) cette femme est très-bien et peut faire dans Paris de longues courses sans en être incommodée.

## IXe. Observation (1).

Névralgie fémoro-poplitée chronique; douleurs atroces; paroxysmes le soir et la nuit; grand nombre de moyens sont employés sans succès. Administration de l'huile de térébenthine; guérison parfaite le trente-unième jour de ce traitement.

Un ancien militaire, âgé de cinquante-cinq ans, exerçant actuellement l'état de tapissier, fut, il y a trois ans, atteint d'une sciatique. Après avoir employé pendant quatre mois les différens traitemens recommandés contre cette maladie sans obtenir de soulagement soutenu, on appliqua un vésicatoire sur la région lombaire droite, qui en huit à dix jours calma les douleurs; néanmoins, depuis cette époque cet homme éprouvait de temps en temps quelques élance-

(1) Cette observation, recueillie par le docteur Piron, est extraite d'un rapport fait à la Société philanthropique en 1823.

mens avec fourmillement dans toute l'extrémité inférieure droite.

Vers la fin d'octobre 1821, une douleur très-violente se manifesta subitement dans la cuisse primitivement affectée, et causa des souffrances cruelles pendant deux mois, malgré l'emploi d'un grand nombre de moyens, et même d'un vésicatoire sur la région lombaire, traitement qui avait eu d'abord de si salutaires effets. Ce malheureux fut inscrit au premier Dispensaire et confié aux soins de M. Piron : ses douleurs étaient atroces, elles naissaient à l'échancrure sciatique et se dirigeaient de dedans en dehors dans toute l'extrémité ; elles étaient plus intenses au point de départ et à la partie externe du genou : tantôt elles étaient déchirantes avec élancement, tantôt brûlantes avec engourdissement. Les accès étaient rémittens et de durée variable; ils avaient lieu principalement le soir et dans la nuit; le moindre mouvement les exaspérait : quelquefois le malade restait une heure sans éprouver aucun mal ; il croyait alors pouvoir marcher ; mais s'il osait faire un pas, les douleurs revenaient comme l'éclair, et se propageaient dans toutes les ramifications du nerf fémoro-poplité. M. Piron, voyant que jusque-là tous les secours de l'art avaient échoué, prescrivit l'usage intérieur de l'huile essentielle de térébenthine à la dose de deux scrupules en vingt-quatre heures, et il obtint un soulagement sensible : il en augmenta progressivement la dose jusqu'à trois gros dans le même espace de temps : le mieux fut alors si remarquable, qu'après vingt jours de l'usage de ce moyen le malade souffrait à peine et pouvait marcher : au trente-unième jour il était entièrement rétabli.

## Xe. Observation.

Névralgie sciatique existant depuis trois mois ; emploi des bains, du vésicatoire, etc., sans succès. Traitement par l'huile de térébenthine ; le cinquième jour de son usage, développement de chaleur dans le trajet du nerf douloureux ; soulagement à partir de ce moment ; guérison le dixième jour.

Le nommé Briou, âgé de trente-huit ans, journalier, éprouvait depuis trois mois, dans la cuisse et la jambe droites, une douleur qui s'était développée tout-à-coup, et contre laquelle on avait inutilement eu recours aux frictions avec la graisse de blaireau, aux fumigations acétiques, aux bains, aux cataplasmes, et en dernier lieu à un vésicatoire appliqué sur la tête du péroné. Les douleurs continuant à se faire sentir et la marche étant tout-à-fait impossible, cet homme se fit conduire à l'Hôtel-Dieu : il était dans l'état suivant.

Le 4 décembre, la cuisse droite était le siége d'une douleur consistant en élancemens qui de la région ischiatique se répandaient au jarret, en suivant la face postérieure de la cuisse, et de là au gros orteil, en cotoyant la région externe de la jambe. Ces élancemens étaient presque continuels, seulement ils devenaient plus violens vers midi et le soir. La pression des points douloureux ne calmait point la douleur, mais, du reste, ne l'augmentait ni ne la provoquait. L'appétit était bon; le pouls n'avait aucune fréquence; la langue était nette, humide et naturelle; le ventre n'était le siége d'aucune chaleur anormale, d'aucune douleur; la peau était sèche; le malade n'avait point été à la selle depuis deux jours. On le soumet au traitement suivant: (Potion avec huile de térébenthine ʒ ij; miel rosat ℥ iv.) Il en prend trois cuillerées dans la journée.

Trois jours s'écoulent sans qu'on observe le moindre soulagement; les nuits se passent sans sommeil et avec de violentes douleurs; aucun effet particulier n'accompagne l'usage de l'huile de térébenthine; l'intestin, la peau, les voies urinaires restent dans leur état naturel. Le 7, on continue le même traitement; aucune amélioration ne se fait sentir; les douleurs persistent avec la même intensité et de la même manière; le malade commence à se décourager; il n'espère plus rien de la potion térébenthinée; cependant il en prend encore trois cuillerées. Deux selles sans diarrhée; chaleur dans le bas-ventre; sueur de la peau de l'abdomen.

Le 8, on prescrivit trois gros d'huile de térébenthine au lieu de deux. Sensation de chaleur dans l'estomac, puis dans les cuisses, particulièrement dans celle qui est douloureuse; augmentation des urines; sueur de l'abdomen, trois selles sans dévoiement.

Les 9 et 10, soulagement très-marqué; sensation de chaleur vive dans la cuisse droite qui se couvre de sueur, mais qui reste froide à la main, tandis que la gauche, également en transpiration, est chaude; les urines coulent plus abondamment. (Même traitement.)

Le 11, le ventre n'est nullement sensible à la pression, la langue est naturelle, l'appétit est excellent; seulement, une heure après l'ingestion de la potion, un peu de chaleur dans l'estomac et quelques douleurs abdominales de courte durée se font sentir. Deux selles sans diarrhée. Le malade qui, les jours précédens, ne pouvait descendre de son lit sans ressentir de violens élancemens, ou faire quelques pas sans se servir d'un bâton, et toujours en éprouvant de vives douleurs, marche très-bien et ne souffre plus que légèrement dans la seule région ischiatique. Les élancemens n'irradient plus qu'à peine dans le trajet du nerf fémoro-poplité, ainsi que cela avait lieu antérieurement. (Quatre cuillerées de la potion.) Sommeil parfait.

Le 12, cessation complète des élancemens; point de colique; sueurs moins abondantes, toujours froides, sur le membre abdominal droit : guérison.

Le malade continue jusqu'au 23 la potion térébenthinée, bien que les douleurs soient nulles et qu'il marche comme en santé. Du 23 au 27, la sueur, qui avait coutume de se développer sous l'influence de la térébenthine, persiste, quoique Briou n'en fasse plus usage. Le 28, il sort de l'hôpital parfaitement bien portant.

## XI^e. OBSERVATION (1).

Suppression de transpiration, névralgie sciatique consécutive; emploi infructueux des sangsues, des frictions ammoniacales, des bains, etc. Usage de l'huile de térébenthine, au bout de trois mois et demi de maladie; chaleur à la gorge et dans le membre douloureux; guérison le sixième jour de ce traitement.

Le nommé Bompard, âgé de trente-deux ans, demeurant à Poncel, canton d'Ecouen, maître maçon, d'un tempérament bilioso-sanguin, d'une stature grêle, fut obligé, dans le courant du mois de juillet 1823, étant alors en sueur, de descendre dans un puits de soixante-quinze

(1) Cette observation a été publiée par M. Dufaur, dans la *Revue médicale*, T. III, année 1824.

pieds de profondeur ; peu d'instans après il fut pris d'un tremblement général et de frissons, qui l'obligèrent de remonter au bout de vingt minutes. Rentré chez lui, il se coucha. Vers deux heures du matin il ressentit une vive douleur dans la cuisse droite, avec difficulté de la mouvoir. La douleur, qui occupait tout le trajet du grand nerf sciatique, devint bientôt intolérable. Le deuxième jour, je vis le malade et le trouvai souffrant, ayant une fièvre intense, et les mouvemens de la cuisse étant presque nuls.

Le troisième jour, saignée locale, vingt-cinq sangsues vers la région ischiatique, boissons adoucissantes, diète sévère, lavemens.

Le quatrième jour, même état, même traitement.

Le cinquième jour, accès plus long et plus douloureux ; rougeur de la peau. Vingt sangsues.

Les sixième et septième jours, point de changement ; augmentation de la rougeur de la peau, accès plus fréquens, mais moins longs. Mêmes boissons, continuation des lavemens.

Du huitième au onzième jour, frictions sur la partie malade avec un liniment volatil.

Du quatorzième au dix-huitième, accès moins fréquens, mais plus douloureux. Usage des bains sans que le malade en éprouve un mieux sensible.

Depuis cette époque jusqu'au cinquante-deuxième jour, cet homme fut soumis à l'emploi des révulsifs, des antispasmodiques, des calmans, des toniques et des stimulans sous toutes les formes, et cela sans le moindre résultat favorable; un vésicatoire suppura pendant six semaines et ne produisit également aucun soulagement.

Voyant que le membre perdait de son volume, que les souffrances étaient les mêmes, et que le malade se dégoûtait des médicamens, je lui conseillai de se reposer quelques jours. Pendant les trois semaines que je ne lui fis prendre qu'une nourriture légère, mais nourrissante, son état resta le même. L'ayant engagé de nouveau à recommencer un traitement, il me dit qu'il perdait tout espoir de guérison. Peu rassuré moi-même, mais voyant qu'il était disposé à se soumettre à tout ce que je voudrais, étant alors au soixante-treizième jour de la maladie, je le mis à l'usage de ʒ ij d'essence de térébenthine dans ℥ iv de miel rosat, à prendre en quatre doses dans la journée; le soir même Bompard éprouva un sentiment de chaleur à la gorge et dans le membre malade; la prescription fut continuée : à la cinquième prise, il éprouva du soulagement; les mouvemens de la cuisse, qui étaient presque nuls depuis l'invasion de la maladie, devinrent plus aisés; enfin, Bompard put faire le tour de la chambre, ce qui ne lui était pas arrivé depuis deux mois et demi. Le quatrième jour de l'emploi de la térébenthine, il quitta ses béquilles; le sixième il n'existait plus de douleurs ni nul autre accident. Je vis encore cet homme tout les cinq ou six jours pendant six semaines. Parfaitement rétabli, depuis cette époque il n'a ressenti aucune douleur.

## XII^e^. OBSERVATION (1).

Névralgie sciatique poplitée externe, existant depuis trois mois; paroxysmes violens. Emploi du looch térébenthiné et des frictions avec l'huile; sensation de chaleur dans l'estomac et le long du membre affecté; guérison le douzième jour de ce traitement.

Pélagie Bréfort, âgée d'environ trente-six ou trente-huit ans, ménagère à Frières, hameau du département de la Somme, était atteinte depuis trois mois, lorsque je la vis en janvier 1827, d'une névralgie assez violente. Les douleurs partaient du quart inférieur de la partie postérieure de la cuisse gauche, suivaient le trajet du nerf sciatique poplité externe et se perdaient sur le dos du pied et les orteils. Lors des rémissions, la malade n'éprouvait qu'un sentiment d'engourdissement et de fourmillement dans la jambe affectée; mais durant les paroxysmes cette sensa-

(1) Cette observation m'a été communiquée par M. Briet.

tion pénible était remplacée par des douleurs vives, déchirantes, qui se propageaient de haut en bas avec la rapidité de l'éclair; le gros orteil, en particulier, était le siége d'élancemens fixes et des plus intolérables. Si l'on en croit la malade, elle n'avait jusqu'alors tenté aucun remède. Je lui conseillai, d'après la méthode de M. Martinet, de prendre tous les jours au matin une cuillerée à bouche de la potion suivante : Jaune d'œuf, n°. 1; huile essentielle de térébenthine, ʒ iij; eau distillée de menthe, ℥ ij; eau de fleur d'oranger, ℥ j; laudanum liquide, ʒ ß.

Je prescrivis en outre des frictions sur la jambe avec l'huile de térébenthine.

Deux jours après ce traitement, Pélagie Bréfort commença à éprouver du soulagement; mais sa guérison complète se fit attendre cependant encore à-peu-près douze jours. Elle eût été, je pense, délivrée plus tôt de ses souffrances, si le besoin de travailler pour subsister ne l'eût forcée, pendant les rigueurs de cet hiver, à habiter une maison froide et humide. Elle avait en effet observé elle-même que le froid réveillait ses douleurs.

La potion pesait légèrement sur l'estomac. Le premier jour, pour me servir des expressions de cette femme, le looch semblait partir du ventricule, se diriger vers la jambe malade et s'arrêter à la partie supérieure de la cuisse. Elle en était avertie par une sensation de chaleur et par des fourmillemens. Le second jour il atteignit la partie douloureuse, et la chaleur qu'il développa lui parut engourdir ses souffrances. L'autre côté du corps et la jambe droite n'éprouvèrent aucun effet particulier.

## XIIIe. Observation (1).

Névralgie sciatique poplitée externe, chronique, ayant résisté à un grand nombre de moyens. Emploi du looch térébenthiné ; guérison au bout de quelques jours.

M. Ch., ancien militaire, éprouva, sans cause connue, vers la fin de l'année 1822, une attaque de sciatique du côté droit. La douleur était vive, instantanée, et se répandait de l'échancrure ischiatique à la partie externe du genou, ainsi que le long du bord péronier de la jambe : cette douleur avait résisté aux différens moyens employés dans ce cas, et reparaissait de temps à autre avec une intensité nouvelle. Le 27 août 1823, s'étant fait sentir avec plus de violence que jamais, on administra le looch térébenthiné (2), trois cuillerées par jour : quarante-huit

(1) Cette observation m'a été communiquée par M. le docteur Deslandes.

(2) Huile de térébenthine, ʒ ij ; miel rosat, ℥ iv.

heures après, le malade ne souffrait pour ainsi dire plus : il continua l'emploi de ce médicament, et au bout de quelques jours sa guérison fut complète.

## XIV^e. Observation.

Névralgie crurale double, aiguë, paraisssant liée à une colique saturnine, paroxysmes violens consistant en élancemens profonds; mouvemens douloureux et très-difficiles. Le onzième jour de la maladie, emploi du looch térébenthiné; chaleur gastrique, puis générale; sueurs; soulagement gradué; le douzième jour de ce traitement, guérison complète.

Le nommé Chamborr, âgé de trente-sept ans, travaillant dans une fabrique de céruse, a eu douze fois la colique de plomb, dont six à un degré fort intense. La première de ces coliques, il y a neuf ans, s'accompagna de torsion des poignets et d'une paralysie presque complète du mouvement des membres supérieurs et inférieurs, avec sensation d'engourdissement, de froid et d'élancemens le long des membres. Cette maladie dura quarante jours.

Il y a cinq ans, à la suite d'une colique saturnine, Chambon fut de nouveau attaqué d'une paralysie incomplète des quatre membres, mais sans que les douleurs fussent aussi vives que la première fois : la maladie se prolongea pendant quarante-sept jours.

Au mois de décembre 1827, le 20, sans s'être exposé à l'humidité et à aucune cause de suppression de transpiration, sans avoir eu préalablement de coliques, quoiqu'à cette époque Chambon travaillât à la fabrication du *minium*, comme dans l'attaque précédente, il fut pris tout-à-coup de violens élancemens, qui des aines se dirigèrent le long du nerf crural, et se terminèrent au jarret. Ces élancemens étaient presque continuels; ils acquéraient de temps à autre une nouvelle violence; cependant ces paroxysmes n'affectaient aucune époque régulière dans leur développement. La douleur était concentrée le long de la partie interne de chaque cuisse dans une étendue d'un très-petit diamètre, presque linéaire; la pression des divers points douloureux ne développait nullement la sensibilité de la peau ni celle des nerfs cruraux; cette douleur n'était point superficielle, mais profondément fixée dans les membres : elle augmentait par la chaleur. La peau n'offrait aucun aspect anormal. Les mouvemens des cuisses étaient très-difficiles et très-douloureux; la marche était presque impossible. La santé, du reste, était en fort bon état; le malade avait de l'appétit; la langue était nette, humide, naturelle; il existait de la constipation.

Cet homme se fit conduire à l'Hôtel-Dieu

le 29 décembre, dixième jour de sa maladie. Le succès obtenu par l'huile de térébenthine chez un autre sujet affecté de sciatique, et qui venait de quitter, la veille, le lit dans lequel celui-ci fut couché, engagea à recourir au même traitement; en conséquence, on lui prescrivit, le 30 décembre, une potion composée de deux gros d'huile de térébenthine et de quatre onces de miel. Le premier jour, le malade en prit cinq cuillerées. Les effets immédiats de cette potion consistèrent en une sensation de chaleur, d'abord dans l'estomac, puis à la figure et dans presque tout le corps; cette chaleur ne fut pas plus marquée dans les cuisses; elle donna également lieu à un peu de céphalalgie et à une diminution de l'appétit.

Le 31, les élancemens qui existaient dans les deux cuisses étaient moins violens; les mouvemens étaient aussi un peu plus faciles. (Même traitement.) Sueurs dans la journée.

Le 1er. janvier 1827, la cuisse gauche est à peine douloureuse; la droite l'est davantage, des élancemens assez vifs s'y font sentir. La langue est belle; l'appétit est rétabli; les urines sont plus abondantes que de coutume. (Trois cuillerées de la potion au lieu de cinq.)

Du 2 au 7 janvier, continuation de la douleur de tête; chaleur dans l'estomac et dans tout le corps, quelque temps seulement après l'ingestion de la potion : ces phénomènes ne se prolongent guère plus de cinq à dix minutes à chaque fois. Point de coliques, point de dévoiement; augmentation des urines; transpiration naturelle; diminution des douleurs des cuisses.

Le 7, cessation de la céphalalgie; la cuisse droite a recouvré ses mouvemens et n'est plus douloureuse; il n'existe qu'un léger engourdissement, sans élancemens, dans la cuisse gauche.

Les jours suivans les douleurs se dissipent complètement, la marche redevient facile, et le malade sort de l'hôpital à la fin du mois de janvier parfaitement guéri.

## XV^e. Observation.

Névralgie cubitale aiguë avec élancemens et engourdissement dans le bras droit, dont les mouvemens deviennent impossibles; névralgie sciatique poplitée externe, coïncidante. Vers la sixième semaine de la maladie, emploi du looch térébenthiné; chaleur dans l'estomac et le long du nerf sciatique; état d'ivresse; guérison de la névralgie cubitale, le douzième jour; soulagement de la névralgie sciatique.

Marie Tholard, âgée de cinquante-deux ans, ouvrière en linge, se trouva forcée, lors de l'invasion de 1815, de quitter Boulogne, village où elle résidait, et d'aller chercher un asile dans la campagne. Elle y coucha en plein air pendant un temps assez long. Vers la fin de décembre de la même année, elle fut attaquée d'une douleur qui s'étendait du bras gauche à l'extrémité des doigts, en passant au coude, dans la coulisse formée par l'olécrane, et se répandant le long de l'avant-bras jusqu'à l'annulaire et au petit doigt. Cette douleur était comparée par la malade à celle qui résulte de la compression du nerf cubital à son passage au coude : des élancemens très-fréquens, un engourdissement avec formication le long du trajet du nerf, l'impossibilité des mouvemens de l'avant-bras, des rémissions de peu de durée et des paroxysmes revenant plus particulièrement le soir, tels étaient les principaux caractères que présentait cette névralgie.

Le 1er. février 1816, la malade fut mise à l'usage du looch térébenthiné (1). Nul changement remarquable n'eut lieu dans le bras ; mais les effets de l'huile de térébenthine se firent sentir dans l'estomac, où elle développa une sensation vive de chaleur, accompagnée d'un état semblable à l'ivresse ; la nuit, cependant, il y eut un peu de sommeil. Le 2 février, au lieu d'une cuillerée par prise, on réduisit la dose du looch à une demi-cuillerée, ce qui continua encore à fatiguer l'estomac. Le 3 février, les élancemens dans le bras étaient

(1) Huile de térébenthine, ʒ ij ; miel rosat, ℥ iv.

moins violens, et les mouvemens commençaient à devenir faciles : le même traitement fut continué jusqu'au 8. Les douleurs se dissipèrent graduellement, et l'usage du membre se rétablit assez pour que cette malade pût coudre, tricoter et se livrer aux diverses autres occupations qui lui étaient ordinaires. Jamais chez cette femme le looch ne détermina dans le bras gauche de chaleur, de sueurs, ou tout autre effet propre à la térébenthine : il n'en fut pas de même de la cuisse droite qui était le siége d'une douleur sciatique; une vive chaleur se développa le long du nerf, et cette chaleur fut suivie d'un léger soulagement.

## XVI^e^. Observation.

Névralgies sus-scapulaire et musculo-cutanée externe, aiguës; élancemens et formications dans le trajet de ces nerfs, augmentant considérablement par la moindre pression; mouvemens impossibles; paroxysmes la nuit. Vers la septième semaine, emploi du looch térébenthiné; diminution graduelle de la douleur; le septième jour, guérison.

Un tailleur, âgé de soixante-deux ans, sujet aux névralgies, est pris, vers la fin de septembre 1817, d'une douleur qui, ayant son point de départ à l'angle inférieur de l'omoplate du côté droit, s'étend le long de la face postérieure de cet os, en remontant vers la crête sus-épineuse, et après avoir contourné le côté externe du bras, se répand sur sa face antérieure, traverse le milieu de l'articulation du coude, et descend le long du bord radial à deux travers de doigt au-dessus de la tubérosité inférieure du radius; parvenue dans cet endroit, la douleur se contourne de nouveau sur la face dorsale du poignet, pour aller se terminer au pouce et à l'index. Au moindre contact de l'angle inférieur de l'omoplate, la douleur se propage à l'instant jusqu'à la saignée, en suivant le trajet indiqué. Le même phénomène a lieu lorsqu'on touche légèrement le nerf musculo-cutané externe au pli du bras; la douleur se répand aussitôt le long du radius jusqu'au pouce et à l'index : on la développe également à un très-haut degré, et à volonté, en comprimant ce nerf dans les autres points de son étendue. Le malade la compare à un panaris qui aboutit, à la sensation qui résulte de la contusion du nerf cubital : il éprouve constamment dans tout le trajet désigné un sentiment de formication et des élancemens, qui se font ressentir particulièrement la nuit. Le 6 novembre, il commence l'usage du miel térébenthiné (1), à la dose de trois cuillerées par jour, sans en éprouver d'autre effet, qu'une diminution graduelle de ses souffrances. Le 10,

(1) Miel rosat, ℥ iv; huile de térébenthine, ʒ ij.

cinquième jour du traitement, la pression des diverses régions du nerf ne développe plus aucune douleur; les mouvemens de pronation et de supination, naguères impossibles, deviennent faciles; le 12, la guérison est parfaite. Depuis, cet homme n'a point éprouvé de rechute.

## XVII$^e$. Observation (1).

Névralgie maxillaire inférieure, aiguë, par suite de refroidissement; accès quotidiens à plusieurs paroxysmes, caractérisés par une secousse électrique partant des lombes, remontant le long de la moelle épinière et venant se répandre au côté gauche de la face, avec émission consécutive d'un liquide salivaire. Emploi de l'huile de térébenthine dans le cours de la deuxième semaine; amélioration dès le second jour de ce traitement; guérison le troisième jour.

L***, âgé de cinquante-six ans, d'un tempérament bilioso-sanguin, d'une bonne constitution, retraité après trente ans de service dans la cavalerie légère et la gendarmerie, est employé depuis 1823, comme garde, sur les mines de houille situées dans le canton de Saint-Gervais. Cet emploi l'obligeant à faire chaque jour plusieurs lieues à pied dans les montagnes, il lui arrive, surtout pendant les chaleurs, d'entrer tout en sueur dans les mines, pour se garantir

(1) Cette observation, communiquée par le docteur Kühnholtz aux *Ephémérides médicales* de Montpellier, est extraite du tom. VIII de ce recueil. (N°. de juin 1828.)

dés ardeurs du soleil et prendre un instant de repos. Un jour qu'il s'y était laissé surprendre au sommeil, il fut éveillé par un frisson, ou mieux, comme il me le dit lui-même, par une secousse électrique, qui, ayant commencé aux vertèbres lombaires, remonta le long de la moelle épinière, atteignit le sommet de la tête, se dirigea vers la tempe gauche, passa en descendant au-devant de l'oreille, et se termina au bord alvéolaire de la mâchoire inférieure du même côté. Une chose digne de remarque, c'est qu'il se manifesta au même instant, dans cette partie, une douleur vive, qui, après une demi-heure de durée, se termina par l'*émission d'un liquide muqueux et filant*, semblable à de la salive, mais provenant *du trou alvéolaire de la première dent molaire dont il ne restait que la racine. Pendant huit jours* cet accès revint *à la même heure* et avec les *mêmes symptômes*. Plus tard, il se déclara deux, puis trois, puis quatre, enfin jusqu'à *six fois* le jour. Des souffrances aussi souvent réitérées et une perte de salive aussi abondante amenèrent, en moins d'un mois, le dégoût, la faiblesse et l'épuisement : le malade se sentant incapable de vaquer à ses occupations, vint me prier de lui donner mes soins. Je le retins auprès de moi pour être témoin d'un de ses accès, qui ne tarda pas à paraître. La secousse électrique ayant parcouru le trajet que j'ai décrit plus haut, la douleur à la mâchoire inférieure la suivit immédiatement. Le malade y porta ses deux mains pour opérer une compression dont il disait éprouver du soulagement. La face me parut subir peu d'altération ; le pouls était plus petit et plus lent qu'avant l'apparition de la douleur ; mais le trépignement de ses pieds et l'impossibilité de rester à la même place prouvaient assez combien l'état de ce malade était pénible. Après vingt-six ou vingt-sept minutes, le malade reçut, dans un verre, *quatre onces environ d'un liquide visqueux,* semblable à la salive, et l'accès se termina par du malaise et de la fatigue.

Je recommandai à cet homme de prendre, de quatre en quatre heures, le quart d'une potion dont l'huile de térébenthine faisait la base (1) ; d'en continuer l'usage pendant six jours ; de faire augmenter la dose de l'huile d'un scrupule toutes les fois qu'on la renouvellerait ; de renoncer durant son usage aux liqueurs fermentées et aux alimens échauffans, et, enfin, de ne pas rester trop long-temps sans prendre de nourriture, puisqu'il soupçonnait, avec raison, que les longs

(1) ℞ Eau de laitue . . . . . . . . . . . . . . . . ℥ ij.
Huile de térébenthine. . . . . . . . . . . ʒ j.
Sirop de gomme. . . . . . . . . . . . . . . ℥ j.
Laudanum de Sydenham. . . . . . . . . . gtt. xv.

intervalles de ses repas pouvaient exercer quelqu'influence sur les retours plus fréquens des douleurs. Dès le second jour le nombre des accès fut réduit à deux seulement; leur durée et leur intensité furent moindres. Le troisième jour ils manquèrent entièrement et n'ont plus reparu. L'appétit et l'embonpoint revinrent bientôt et se sont maintenus depuis.

## XVIIIe. Observation (1).

Névralgie maxillaire du côté droit, avec violens paroxysmes nocturnes; usage infructueux de la saignée, des narcotiques à l'extérieur et des pédiluves. Le quatrième jour de la maladie, emploi de l'huile de térébenthine; guérison le cinquième jour de ce traitement.

M. C*** fils, âgé de vingt-deux ans, d'un tempérament bilieux, habitant un village bâti sur une éminence au bord de la rivière d'Orbe, aimant la chasse, et faisant son état de l'arpentage des terres, fut atteint le 23 mai 1824, sans cause connue, d'une douleur occupant les deux arcades dentaires du côté droit. Cette douleur, supportable le jour, s'exaspérait pendant la nuit, au point que le malade ne se possédant plus, quoique libre de tous ses sens, déchirait et mettait en

(1) Extraite du même journal que la précédente.

lambeaux avec ses dents les draps et les couvertures de son lit. Un officier de santé, recommandable par sa modestie et sa prudence, appelé le lendemain du début de la maladie, avait pratiqué une saignée du bras, administré des tisanes tempérantes, du petit-lait, des bains de jambes. Il avait fait user de gargarismes et de fomentations émollientes et narcotiques, avait appliqué sur la joue, du côté souffrant, un emplâtre résolutif et stupéfiant, sans obtenir de tous ces moyens le plus léger amendement. Quelques-uns de ces remèdes avaient hâté le retour des douleurs et augmenté leur intensité.

A mon arrivée auprès du malade, dans la matinée du quatrième jour, je le trouvai dans le calme; il voulut en profiter pour essayer de me peindre ses souffrances. Il lui semblait, me disait-il, que les dents molaires des deux mâchoires étaient autant de *coins*, qui, poussés avec force dans leurs alvéoles, devaient *faire éclater les os*. Les mouvemens de diastole, qui se faisaient sentir avec violence dans la partie douloureuse, semblaient être les *coups de marteau* qui devaient opérer ce prodige. Rapportant cette névralgie à une exaltation périodique de la sensibilité dans la portion du nerf dentaire inférieur, qui se distribue dans la racine des dents, je me hâtai de prescrire la potion suivante, dont le malade prit un quart de trois en trois heures, afin qu'elle fût tout ingérée avant le retour du paroxysme.

| | | |
|---|---|---|
| ℞ | Eau de laitue. . . . . . . . . . . . . . | ℥ vj. |
| | Eau de fleurs d'oranger. . . . . . . . | ʒ ij. |
| | Laudanum liquide de Sydenham. . . | xx goutt. |
| | Gomme arabique. . . . . . . . . . . | ʒ ß. |
| | Huile essentielle de térébenthine. . . | ʒ j |
| | Sirop de guimauve. . . . . . . . . . | ℥ ij. |

La dose de la térébenthine devait être augmentée de demi-gros, et la potion consommée toutes les vingt-quatre heures devait être continuée pendant cinq jours consécutifs. La nuit suivante fut calme et le sommeil réparateur. A son réveil, M. C***, se croyant entièrement guéri, ne voulut point continuer l'usage du remède, qu'il trouvait encore plus mauvais par les rapports fréquens qu'il occasionait, que par sa saveur désagréable : aussi vers le déclin du jour les douleurs reparurent. Peu intenses d'abord, elles n'inquiétèrent pas le malade, qui goûta même quelques heures de repos; mais, vers le milieu de la nuit, elles l'éveillèrent et devinrent aussi violentes que la nuit précédente ; si bien que, pour y mettre fin, M. C*** ne voulut pas attendre que le calme fût rétabli pour recommencer l'usage du remède : il le continua pendant tout le temps qui lui avait été prescrit, et sa guérison fut solide.

Nous n'accompagnerons pas les observations qu'on vient de lire de nombreux commentaires; ces faits parlent assez par eux-mêmes. Qu'il nous suffise de faire remarquer que dans ces divers cas de névralgies, pour la plupart fémoro-poplitées, l'huile de térébenthine a été employée sans le concours d'aucune autre espèce de traitement, et que, par conséquent, c'est à cette substance seule qu'on doit attribuer les heureux résultats qui ont suivi son administration; que ces guérisons ont eu lieu chez des sujets de sexe, d'âge, de tempérament différens; chez des sujets dont la maladie existait depuis un temps assez long (*Voy.* les *Observations* 2$^e$., 3$^e$., 7$^e$., 9$^e$., 10$^e$., 11$^e$., 12$^e$., et 13$^e$.), ou même avait résisté à des traitemens variés et énergiques, tels que bains, frictions irritantes ou narcotiques, applications de sangsues et de vésicatoires, saignées, etc. (*Observations* 1$^{re}$., 5$^e$., 7$^e$., 8$^e$., 9$^e$., 10$^e$., 11$^e$., 13$^e$., et 17$^e$.); enfin que le plus grand nombre de ces guérisons ont été obtenues dans l'espace de six jours (*Observ.* 1$^{re}$., 2$^e$., 3$^e$., 6$^e$., 7$^e$., 13$^e$., 16$^e$., 17$^e$. et 18$^e$.); quelques-unes en moins de douze (*Observ.* 4$^e$., 5$^e$., 8$^e$., 14$^e$., 10$^e$. et 12$^e$.), et une seule après trente jours de traitement; et cependant l'opportunité du médicament n'a pas toujours été parfaite; toutes les conditions qui peuvent assurer son succès n'ont pas été scrupuleusement remplies.

De tout ceci nous ne voulons conclure que ce seul fait, c'est que l'huile de térébenthine est un remède utile contre les névralgies, et en particulier contre la sciatique; que c'est un moyen de les guérir promptement, alors même qu'elles seraient anciennes, très-douloureuses et opiniâtres. Quant aux proportions à établir entre les cures opérées par ce mode de traitement et celles qui résultent de l'emploi des autres médicamens dont on a coutume de se servir dans ces maladies; quant à la manière d'agir de l'huile de térébenthine, aux inconvéniens attachés à son usage, aux conditions qui peuvent assurer son succès, aux cas où elle est indiquée ou contre-indiquée, aux formes diverses sous lesquelles on peut l'administrer, ce n'est pas par les observations qu'on vient de lire que nous prétendons lever toutes ces difficultés. C'est en traitant de ces différens points en autant d'articles particuliers, c'est en faisant passer sous les yeux du lecteur les faits que notre pratique et celle de nos confrères nous ont mis à même de réunir, que nous pourrons développer avec plus de méthode et d'avantage que nous ne l'eussions fait dans ce chapitre, tout ce qu'il est nécessaire de savoir pour tirer de l'huile de térébenthine, dans les névralgies, le meilleur parti possible.

## CHAPITRE II.

*De l'Huile de Térébenthine. — De son mode d'action. — De la manière de l'administrer. — Des cas où elle est indiquée. — Des précautions qu'exige son emploi.*

### ARTICLE PREMIER.

*De l'Huile de Térébenthine.*

On donne le nom de térébenthine à un suc résineux qui découle de plusieurs espèces de pins et de sapins, soit spontanément, soit à l'aide d'incisions pratiquées à ces arbres de distance en distance. On distingue dans le commerce plusieurs sortes de térébenthines ; savoir : la *Térébenthine de Chio*, la plus estimée (*Terebenthina pistacina*, Off.) et qui provient du *Pistacia Terebenthus*, L., arbre qui croît abondamment dans les îles de l'Archipel et surtout à Chio ; la *Térébenthine du Canada* (*Terebenthina balsamea*, Off.), communément nommée baume du Canada, fournie par le *Pinus Balsamea*, L ; la *Térébenthine du mélèze*, dite de *Venise* (*Terebenthina laricea*), produite par le *Pinus Larix*, L.; la *Térébenthine de Strasbourg*, ou *térébenthine* du sapin (*Terebenthina abietina;* Off.), provenant du *Pinus Picea*, L.; enfin, la *Térébenthine de Bordeaux*, ou térébenthine du pin (*Terebenthina pinea*, Off.), qui découle du *Pinus maritima*, variété du *Pinus Sylvestris*, L.

La distillation de ces diverses térébenthines fournit l'huile essentielle, qui s'y trouve à-peu-près dans la proportion du quart.

Lorsque l'huile de térébenthine (*Oleum terebenthinæ*) est purifiée, elle présente les caractères suivans : elle est liquide, limpide, incolore, d'une pesanteur spécifique de 0,86, inflammable, altérable à l'air; elle est très-volatile; son odeur est forte et pénétrante; sa saveur est âcre, brûlante et très-désagréable. L'huile de térébenthine est insoluble dans l'eau; elle est soluble dans l'alcool bouillant, mais elle s'en sépare presque en totalité par le refroidissement; elle se dissout facilement dans six parties d'éther sulfurique; elle se combine en toutes proportions avec les huiles fixes; elle dissout le camphre et les résines; elle est suspensive dans le jaune d'œuf, avec lequel elle s'unit fort bien; elle se dissout difficilement, au contraire, dans les alcalis; peu soluble dans le vinaigre, elle se divise parfaitement dans l'acide sulfurique. L'acide nitrique la décompose;

l'acide hydrochlorique à l'état gazeux en absorbe le tiers de son poids environ, et la change en une substance cristalline appelée *camphre artificiel.*

D'après M. de Saussure, l'huile de térébenthine ne contient pas d'oxigène, et est composée de carbone, 87,78; hydrogène, 11,64; azote, 0,56.

Telles sont les propriétés physiques et chimiques de cette huile : elles nous suffisent pour étudier son action sur l'économie.

## ARTICLE II.

### *De son Mode d'action.*

L'huile essentielle de térébenthine présente des différences notables dans sa manière d'agir, selon la dose à laquelle elle est employée; elle donne aussi naissance à certains phénomènes tout à fait particuliers, lorsqu'elle est administrée dans les cas de sciatique et de névralgies crurale ou brachiale; et ces phénomènes, comme nous aurons occasion de le dire plus tard, ne s'observent que dans le membre malade. Donnée à la dose d'un scrupule par prise, unie à un excipient convenable, elle ne tarde pas à être suivie des effets qui lui sont propres. Dans le plus grand nombre des cas, l'arrière-bouche et l'extrémité supérieure de l'œsophage deviennent le siége d'une chaleur vive qui se communique rapidement à l'estomac et aux diverses autres portions du tube intestinal; au bout d'un quart d'heure, d'une demi-heure au plus, cette chaleur se répand dans la région des lombes et dans toute la continuité du membre malade, particulièrement le long du trajet des nerfs douloureux : cette sensation peut être portée, pour les entrailles, au degré d'une légère brûlure. Chez quelques personnes on voit s'établir une sueur générale, et, dans ce cas, la transpiration du membre affecté n'est pas toujours plus considérable que du côté opposé. Les autres phénomènes que l'on observe à la suite de l'ingestion de l'huile de térébenthine à la dose ci-dessus indiquée sont : de l'inappétence, des rapports, des pesanteurs d'estomac, des digestions laborieuses, de la diarrhée, et très-rarement un prurit de tout le corps; quelquefois une augmentation dans la sécrétion de l'urine, qui acquiert alors l'odeur de la violette; et, enfin, une dysurie accompagnée de chaleur plus ou moins vive; mais ces derniers phénomènes sont loin d'être constans, et, alors même qu'ils existent, ils ne sont que de courte durée, de quelques jours au plus.

L'action stimulante de l'huile de térébenthine est d'autant plus marquée, qu'on en fait prendre une plus grande quantité : administrée depuis deux gros jusqu'à une once par prise, elle détermine des nausées, des vomissemens, des coliques, des chaleurs intestinales, du ténesme, du dévoiement, et dans certains cas une légère gastro-entérite accompagnée de fièvre. Les voies urinaires participent ordinairement à la stimulation exercée sur le tube digestif, et des signes d'irritation plus ou moins vive s'observent vers les reins; souvent une chaleur et une douleur assez fortes viennent se propager le long des uretères jusque dans la vessie et le canal de l'urèthre; c'est alors qu'il s'y joint ordinairement de la dysurie ou même de la strangurie; on a vu aussi, chez quelques sujets, des écoulemens muqueux être la suite de l'emploi inconsidéré de cette substance; mais on doit remarquer que ces accidens n'ont jamais été le résultat de l'administration méthodique et mesurée de l'huile de térébenthine, et qu'ils n'ont été observés que dans des cas d'épilepsie, de ténia, ou d'autres affections graves et rebelles qui nécessitaient une dose considérable de cette essence, une once, deux onces, par exemple, et cela sans l'intermède d'aucun excipient. Il est plusieurs fois arrivé, et moi-même j'ai eu occasion de le constater, comme on le verra plus tard, que des malades ont pris deux gros de ce médicament en une seule prise, sans en éprouver autre chose que quelques coliques, des vomissemens, des ardeurs d'estomac ou du dévoiement, très-rarement de la strangurie; et encore, ces divers symptômes d'irritation ne furent-ils que passagers, de peu d'intensité, et n'obligèrent à aucun traitement. En effet, il suffit, dans ces cas, de suspendre l'usage du looch pour voir se dissiper, en moins de quelques jours, et sans aucun traitement particulier, ces légers accidens. Pour ma part, je ne les ai jamais vus se prolonger au-delà de trois à quatre jours.

Le cerveau, au moyen des sympathies qui l'unissent à l'estomac, éprouve quelquefois, à la suite de l'emploi de l'huile de térébenthine, certains dérangemens que j'ai particulièrement remarqués chez les femmes et chez les sujets nerveux et irritables; savoir : des vertiges, un état d'ivresse qui peut être porté jusqu'au délire, une céphalalgie plus ou moins intense qui s'accompagne ordinairement de rougeur de la face, et qui paraît, ainsi que les autres phénomènes dont nous nous occupons actuellement, dépendre en grande partie de l'odeur forte et pénétrante de cette huile volatile.

Le passage de ce médicament sur la muqueuse buccale peut enfin y déterminer des phlyctènes, de même qu'on le voit produire une rougeur vive des parties extérieures sur lesquelles il est appliqué.

Quelques exemples feront connaître en quoi consistent les légers accidens qui peuvent survenir à la suite de l'emploi de l'huile de térébenthine ; mais en démontrant leur peu de gravité, ils éloigneront toute crainte sur ce précieux médicament.

## XIX. Observation (1).

Névralgie fémoro-poplitée, chronique ; paroxysmes la nuit ; emploi des sangsues, des cataplasmes émolliens et des vésicatoires le long du trajet du nerf, sans aucun soulagement. Après deux mois de maladie, emploi du looch térébenthiné ; dès le quatrième jour, cessation de la douleur ; *trouble des fonctions digestives.*

Madame B., âgée de soixante-quatre ans, fortement constituée, vivait retirée de la profession de jardinier maraîcher, qu'elle avait exercée pendant toute sa vie, et où elle s'était fort souvent trouvée exposée à un froid rigoureux et à la pluie, la nuit comme le jour ; elle ressentait de vives douleurs dans le membre abdominal gauche, caractérisées par un fourmillement continuel et souvent accompagné de violens élancemens, principalement la nuit. Cette douleur, qui forçait la malade à garder le lit, partait de l'échancrure ischiatique, passait en dehors de l'articulation

(1) Cette observation, recueillie par M. Longueville, est empruntée à la *Gazette de Santé.* (N°. 5. 1827.)

fémoro-tibiale jusque sur le pied, où elle se terminait en suivant le trajet du nerf fémoro-poplité. Du reste, toutes les autres fonctions étaient dans l'état normal.

C'était principalement vers le soir que les élancemens se déclaraient avec le plus d'intensité; il survenait du frisson, puis de la chaleur; il y avait même beaucoup de soif, et alors la malade était entièrement privée de sommeil.

Je fus appelé à cette époque; c'était le 10 mars 1824; il y avait près de deux mois que madame B. était dans cet état. Je traitai d'abord cette maladie comme une inflammation aiguë; deux applications de vingt-cinq sangsues chaque, à un jour d'intervalle, secondées par de larges cataplasmes émolliens, ne produisirent aucun soulagement marqué. Quatre vésicatoires, placés successivement depuis l'échancrure ischiatique jusqu'à la partie interne de la jambe en suivant le trajet du nerf fémoro-poplité, n'eurent pas de plus heureux résultats.

Je me déterminai alors à employer l'essence de térébenthine, à la dose de deux gros, incorporée dans quatre onces de miel rosat.

Dès la première nuit il y eut une amélioration sensible; la malade dormit quelques heures; enfin, le quatrième jour, la douleur avait complètement cessé, mais les fonctions digestives avaient été tellement dérangées, que madame B., malgré la vive satisfaction qu'elle me témoignait d'être soulagée, refusa absolument de continuer plus long-temps ce moyen, qui d'ailleurs n'a plus été repris : la douleur sciatique n'a jamais reparu depuis.

La personne, sujet de cette observation, habite maintenant le village de Croissy près Saint-Germain; elle se porte très-bien, et n'a point éprouvé de récidive.

## XX^e. Observation.

Névralgie sciatique poplitée externe, chronique; coxalgie mortelle; à deux reprises différentes, *coliques*, *dévoiement* par l'usage d'une trop forte dose du looch térébenthiné; suppression de ce médicament. Non succès.

Plessy, âgé de quarante-deux ans, ancien militaire, éprouvait, depuis le mois de septembre 1814, une douleur vive qui s'étendait le long du nerf sciatique, jusqu'à la plante du pied du côté gauche. Traité dans les salles de chirurgie de l'Hôtel-Dieu, il fut momentanément soulagé par l'emploi des frictions avec l'alcool camphré. Les douleurs ayant reparu, on lui prescrivit, le 14 juillet 1815, le looch térébenthiné, auquel on ajouta un gros de laudanum; il en prit, le 14 et le 15, trois cuillerées par jour; mais des coliques et du dévoiement étant survenus, on fut obligé de supprimer le looch. Le lendemain les accidens cessèrent ; mais la sciatique persista, malgré les divers moyens qui furent employés, tels que vésicatoires fixes et volans, moxa, sudorifiques, etc. Au mois d'avril 1816, on essaya de nouveau l'usage du looch térébenthiné; mais ce malade, dont l'intelligence était très-bornée, avala la potion en une seule fois; il s'ensuivit des coliques peu fortes et de courte durée, sans aucun amendement dans les douleurs; on suspendit aussitôt l'emploi de l'huile de térébenthine. Le membre qui, à cette époque, était entièrement paralysé, continua à faire beaucoup souffrir ce malheureux, qui mourut en octobre 1816, d'une maladie de l'articulation coxo-fémorale.

Dans cette observation on voit les coliques et le dévoiement céder aussitôt après la cessation de l'emploi du remède. On voit le même effet se répéter en 1816, lorsque, de nouveau, on y eut recours, avec cette différence que dans ce dernier cas la dose du médicament avait été beaucoup plus forte.

Quant au défaut de succès de la térébenthine chez ce sujet, je remarquerai que l'on ne peut rien statuer ici, puisqu'elle ne fut employée qu'un seul jour, dans une coxalgie rebelle à tant d'autres moyens énergiques, dans une coxalgie qui, même, finit par conduire le malade au tombeau.

## XXI^e. Observation.

Névralgies lombaire et sciatique, chroniques. Emploi du looch térébenthiné; chaleur vive dans le trajet du nerf; sueur du pied du même côté; *vomissemens, malaise.* Guérison incomplète.

Hepré, âgé de quarante-trois ans, éprouve depuis quelques années une douleur, qui de la région lombaire s'étend à l'ischion du côté droit, et de là se propage le long de la partie postérieure de la cuisse et de la région externe de la jambe jusqu'aux orteils, en passant sur la plante du pied. La douleur donne la sensation d'une forte compression, sans élancement. Le 18 mars 1816, on commence l'usage du looch (1); mais au lieu de trois cuillerées dans le cours de la journée, le malade prend toute la potion en trois fois. A la seconde dose, il éprouve une vive chaleur le long de la cuisse et de la jambe du côté droit, dans le trajet de la douleur, et particulièrement à la plante du pied, où il s'établit une sueur abondante. Le soir, à la troisième prise, il se trouve très-mal à son aise; le lendemain il est pris de vomissemens; mais cet état n'a pas d'autre suite, et l'on se contente de suspendre l'emploi du looch, qui déjà avait apporté du soulagement.

(1) Huile de térébenthine, ʒ ij; miel rosat, ℥ iv.

Ici nous retrouvons le trouble des fonctions digestives dont nous avons parlé dans l'avant-dernière observation, plus le vomissement qui se déclara quelque temps après l'ingestion de l'huile de térébenthine. Les deux premières prises ayant irrité l'estomac et déterminé un malaise général, cela suffisait pour contre-indiquer l'usage du looch; en effet, la troisième dose vint encore ajouter aux symptômes d'irritation qui existaient déjà : des vomissemens ont lieu sans aucun mauvais résultat, il est vrai, car le mouvement fébrile ne tarde pas à se dissiper. Dans ce fait, ce n'est point au dégoût pour la térébenthine que l'on doit attribuer le vomissement, mais bien à l'irritation gastrique qui en fut la suite.

## XXII^e. Observation (1).

Névralgie sciatique aiguë, succédant à un lumbago; emploi infructueux des sangsues, d'un liniment volatil et d'un vésicatoire. Dans le courant du deuxième mois, emploi du looch térébenthiné; chaleur générale, *prurit très-incommode sur tout le corps*. Guérison le dixième jour.

La femme Chevrau, habitant au Ménil-Aubry, canton d'Ecouen, âgée de quarante-sept ans, d'une constitution éminemment lymphatique,

(1) Extraite du Mémoire de M. Dufaur, déjà cité.

éprouva, à l'âge de trente-quatre ans, de fortes douleurs dans toutes les petites articulations, mais sans aucun changement de couleur à la peau; ces douleurs étaient suivies de gêne dans les mouvemens. La malade fut soumise à différentes époques, à des traitemens variés mais sans résultat favorable. Les uns regardaient cette affection comme goutteuse, d'autres comme scrophuleuse. Pour ma part, j'étais porté à croire à l'existence de l'une et de l'autre. Enfin, cette femme présentait des nodus de diverses grosseurs, les uns adhérens, les autres mobiles.

Le 22 avril 1824, elle fut saisie tout-à-coup d'un lumbago, qui s'étendait jusqu'à la partie supérieure externe de la cuisse droite. La douleur était des plus fortes, durait de trois à quatre heures, et se renouvelait plusieurs fois par jour. La malade croyant à l'existence d'un rhumatisme inflammatoire, se fit appliquer quinze sangsues à l'anus. Le même soir, la douleur devint beaucoup plus intense, gagna toute la partie externe de l'extrémité gauche, ainsi que la plante du pied; dès-lors les accès furent plus longs, et les douleurs plus aiguës.

Je vis cette femme, pour la première fois, le quatorzième jour de l'invasion de la maladie, et d'après l'état des symptômes j'acquis bientôt la conviction qu'elle était atteinte d'une névralgie.

Le liniment volatil cantharidé fut de suite employé pendant plusieurs jours, mais inutilement. Un vésicatoire, que je fis suppurer pendant un mois, n'eut pas plus de succès. Fatiguée par les souffrances et le défaut de sommeil, la malade me sollicita de la débarrasser de ses douleurs par tout moyen qu'il me plairait d'employer. J'ordonnai le looch térébenthiné. La deuxième cuillerée détermina de la chaleur et un prurit très-incommode sur toutes les parties du corps. Les douleurs diminuèrent à la neuvième cuillerée, et cessèrent, ainsi que les démangeaisons, à la dix-neuvième, au grand contentement de la malade. Aujourd'hui cette femme est parfaitement rétablie; les mouvemens de la cuisse sont aussi libres qu'avant la névralgie.

## XXIIIe. Observation (1).

Névralgie sciatique poplitée interne; chronique; vésicatoires purgatifs, sudorifiques; électricité sans aucun succès. Emploi du looch térébenthiné après trois mois de maladie; *strangurie* déterminée par une dose trop forte de ce médicament. Guérison.

Le 13 février, Marguerite Syrie, âgée de cinquante-huit ans, se plaignit d'une douleur qui depuis quinze semaines la faisait beaucoup souf-

(1) F. Home, *Expérience* III.

frir dans la hanche droite. Dans le principe, cette douleur, qui était continue, se propageait jusqu'à la malléole externe ; mais depuis quelque temps elle était devenue irrégulière et intermittente. La jambe du même côté était aussi depuis peu de temps le siége de tremblement, de froid et de sensations pénibles dont la nature variait à chaque instant. Quelques-uns des fléchisseurs étaient contractés de manière à empêcher l'extension du membre, qui d'ailleurs était atrophié. Ce cas étant incurable, on avait appliqué à différentes époques des vésicatoires ; on avait aussi fait usage des purgatifs, des sudorifiques, de l'électricité, mais sans aucun succès. On prescrivit alors à la malade l'huile essentielle de térébenthine (1). Par méprise cette femme prit toute la potion en trois doses, ce qui donna lieu à une strangurie violente, vu l'action stimulante de ce médicament sur le col de la vessie. Le 17, les douleurs de la cuisse étaient presque entièrement dissipées, la jambe pouvait s'étendre plus facilement ; enfin le 22, les mouvemens étaient assez libres. On ne pouvait espérer un succès plus marqué.

Ce fait est doublement intéressant ; d'abord il confirme, comme les deux observations pré-

(1) Miel rosat, ℥ j ; huile de térébenthine, ʒ ij.

cédentes, le peu de danger des accidens qui surviennent à la suite d'une dose trop forte d'huile de térébenthine ; ensuite il nous donne la mesure de son efficacité dans des sciatiques où l'on a tout lieu de désespérer de la guérison. C'est en effet ce que nous remarquons chez Syrie, où l'atrophie du membre semblait devoir la condamner à une paralysie incurable, d'autant plus que des moyens actifs avaient été employés sans succès ; et, cependant, quelques jours suffisent pour la guérir.

Dans l'histoire suivante, que j'ai recueillie moi-même à l'Hôtel-Dieu, nous verrons la malade prendre, par méprise, toute la potion en une seule fois, et n'éprouver que des accidens légers et de courte durée. De nouveau on y eut recours, et quelques jours assurèrent la guérison.

## XXIV^e. Observation.

Névralgie sciatique poplitée externe, aiguë. Le quinzième jour de la maladie, administration du looch térébenthiné que la malade prend en une seule fois ; *phlyctènes sur la muqueuse buccale* ; soulagement ; reprise du looch ; chaleur vive le long de la cuisse et de la jambe malades ; *ardeurs du canal intestinal*. Guérison le quatrième jour de ce traitement.

Charlotte Jenny, ravaudeuse, âgée de cinquante-deux ans, sujette à une douleur rhumatismale du bras, éprouvait, depuis le 30 octobre 1813, une névralgie sciatique poplitée externe, qui l'obligea d'entrer à l'hôpital le 2 novembre suivant. Des vésicatoires appliqués sur différens points du trajet du nerf amenèrent une diminution dans la douleur, et permirent à la malade de marcher avec une béquille. Le 13 novembre, l'on prescrivit le looch térébenthiné (1): au lieu d'en prendre trois cuillerées dans le cours de la journée, comme on le lui avait prescrit, Charlotte prit la potion en une seule fois : il en résulta des ardeurs très-vives dans l'estomac, et quelques phlyctènes sur la muqueuse buccale; les mouvemens du membre devinrent plus faciles. Le 18, le mieux persistait; mais la cuisse affectée restait constamment froide pendant la journée, tandis qu'elle était brûlante la nuit. Le 26, les douleurs ayant reparu, on donna de nouveau le looch, que l'on avait discontinué dès le premier jour : une heure après son ingestion, une chaleur vive se fit ressentir dans la cuisse et la jambe malades, et, contre l'ordinaire, un sentiment de froid eut lieu pendant la soirée. Le 27, le médicament fut continué. Le 28, il y eut des ardeurs d'entrailles avec contractions pénibles dans diverses régions du tube digestif; la même sensation de chaleur se répandit, comme la veille, dans le trajet du nerf douloureux. Le 29, les

(1) Huile de térébenthine, ʒ ij ; miel rosat, ℥ iv.

élancemens, les engourdissemens et le froid du membre, cessèrent complètement. La malade sortit peu de temps après, marchant avec facilité.

Outre l'effet avantageux de la térébenthine, nous avons encore ici à remarquer comment la sensation du froid qui existait dans le jour, fut remplacée par de la chaleur, *et vice versâ*, et avec quelle rapidité le soulagement eut lieu.

Je crois en avoir dit assez pour faire connaître la nature des accidens qui peuvent suivre l'emploi de ce moyen; je continue à examiner son mode d'action sur l'économie.

Administrée à très-haute dose, l'huile de térébenthine peut n'être suivie de presque aucun effet sensible; c'est ainsi que le docteur Weaver (*the Medical Repository*) rapporte l'histoire d'une femme épileptique, à laquelle il en fit prendre deux onces deux gros par jour, pendant l'espace de dix-huit jours, sans autre résultat que quelques nausées; mais je dois faire remarquer ici, ce qui s'applique également à quelques autres faits passés en Angleterre, que le défaut d'action de ce médicament doit être en partie rapporté au pays où il a été employé, l'irritabilité de la muqueuse digestive étant bien loin d'être aussi développée que chez nous, et surtout que chez les habitans des régions méridionales. Le docteur Odier de Genève a fait également usage de l'huile de térébenthine à assez haute dose, et sans en avoir vu d'effets fâcheux.

Il résulte de ces faits et d'un grand nombre d'autres dont j'ai été témoin, qu'il est possible que l'essence de térébenthine soit entièrement absorbée, sans que pour cela l'on observe le moindre changement dans l'économie, le moindre effet qui puisse être rapporté à l'action de cette huile. D'autres fois, au contraire, ce défaut d'action dépend entièrement de la non absorption de ce médicament; il est entraîné avec les évacuations alvines dont il provoque alors l'expulsion. Je noterai en passant, que dans la plus grande partie des histoires contenues dans ce mémoire, l'absorption de l'huile de térébenthine a été complète, la petite dose à laquelle elle fut administrée ne suffisant pas, en général, pour provoquer le dévoiement. J'ai vu dans les salles de M. Husson, à l'Hôtel-Dieu, un malade affecté de catarrhe vésical, prendre jusqu'à vingt-deux gros de térébenthine cuite, par jour, sans en éprouver d'autre effet qu'un léger sentiment de cuisson dans l'urèthre. L'on peut très-bien concevoir ce fait, d'après ce que j'ai rapporté du docteur Weaver; d'ailleurs, dans le traitement des catarrhes vésical et pulmonaire, par la térébenthine cuite, l'essence étant combinée à la résine, se trouve, par cela même, beaucoup moins active.

En dernier résultat, on peut, sans aucune crainte, porter la dose de l'huile de térébenthine jusqu'à demi-once pour un looch, surtout lorsqu'on a la précaution de l'unir à un excipient, comme je le dirai plus tard.

Lorsque l'on cherche à se rendre compte de l'efficacité de l'huile de térébenthine, dans la sciatique, dans les névralgies crurales, brachiales et même faciales, on ne peut l'attribuer à l'augmentation des urines, ni à celle de la transpiration cutanée; on ne peut point également la faire dépendre de la vive stimulation développée sur le canal intestinal, puisque, d'une part, ces différentes augmentations de sécrétion n'ont ordinairement pas lieu, et que, de l'autre, des stimulans beaucoup plus actifs de la peau, ou des muqueuses des voies digestives ou urinaires, ne guérissent nullement; et, en effet, alors même que ce médicament agit comme diaphorétique, purgatif ou diurétique, il ne détermine ni des résultats plus prompts, ni des effets plus heureux. Un grand nombre de guérisons ont même lieu sans qu'aucun de ces phénomènes n'existe; et lorsqu'ils sont très-prononcés, le soulagement, pour cela, n'en est pas plus marqué.

Plusieurs faits viendront confirmer ces propositions; et, à ce sujet, je rappellerai les conclusions d'un mémoire imprimé par M. Dufaur, dans le tome. III de la *Revue médicale*, année 1824, dans lequel ce médecin s'exprime ainsi à l'occasion de sept observations de névralgies traitées par l'huile de térébenthine. « Chez ces différens malades elle n'a agi ni comme diurétique, ni comme purgatif, ni comme sudorifique. »

## XXVe. Observation (1).

Névralgie fémoro-poplitée chronique; paroxysmes la nuit; emploi infructueux des vésicatoires, des sangsues et de la liqueur de Van-Swiéten. Usage de la potion térébenthinée; *point de sueurs, ni d'évacuations alvines, ni d'augmentation des urines, ni de chaleur dans l'estomac*; guérison le quatrième jour de ce traitement; très-légère dysurie.

M. Saint ....., âgé de quarante ans, d'une constitution délicate et d'une grande irritabilité, n'avait jamais eu d'autres maladies que la petite vérole à l'âge de huit ans, deux chancres vénériens à dix-huit et un bubon de même nature à trente, lorsqu'au mois de septembre 1822 il vint me prier de lui donner des soins.

Il éprouvait une douleur sourde qui s'étendait depuis la fesse droite jusqu'à la plante du pied en suivant sans interruption la direction du nerf sciatique.

Comme cette douleur devenait plus vive à

(1) Extraite du Mémoire de M. de Laroque, déjà cité.

l'entrée de la nuit et par la chaleur du lit ; comme le malade avait été affecté de deux maladies vénériennes, dont il ne se croyait pas bien guéri ; comme, enfin, les vésicatoires, les sangsues, les ventouses sèches et scarifiées, les calmans de toute espèce pris à l'intérieur ou appliqués localement n'avaient produit aucun résultat avantageux, et même avaient exaspéré les souffrances, on crut devoir recourir à la liqueur de Van-Swiéten, mais ce fut absolument sans succès.

Bientôt après l'administration de ce traitement je fus consulté par le malade, chez lequel je ne découvris aucune trace de vice syphilitique ; il m'assura même n'en avoir pas offert davantage, lorsqu'il fut soumis à l'usage de la liqueur de Van-Swiéten. Il se plaignait d'une douleur sourde dans tout le trajet du nerf sciatique, douleur qui devenait déchirante le soir, empêchait le sommeil et occasionait des contractions musculaires dans tout le corps, beaucoup d'agitation, de la soif, de la chaleur à la peau, et de la fréquence au pouls. Je lui prescrivis une potion composée avec l'huile de térébenthine (1).

Il en prit quatre cuillerées dans la même journée et fut considérablement soulagé dès la se-

(1) Sirop de guimauve ; ℥ iv ; huile de térébenthine, ʒ j.

conde dose, bien qu'il ne survînt ni sueurs, ni évacuations alvines, ni chaleur dans l'estomac, et que les urines ne fussent pas plus abondantes que de coutume. Il n'éprouva dans la nuit que trois ou quatre petits élancemens, avec des contractions musculaires générales, beaucoup moins douloureuses qu'elles ne l'étaient précédemment; même il jouit de quatre heures d'un bon sommeil, ce qui ne lui était pas arrivé depuis longtemps.

Le deuxième jour il marchait bien plus facilement et ne sentait dans le membre affecté qu'une légère torpeur. Il prit six cuillerées de la potion sans qu'aucune sécrétion fût augmentée, et avec un soulagement si remarquable, que toute la nuit se passa sans la plus légère souffrance : les urines, plus rares qu'à l'ordinaire, sentaient fortement la violette; leur émission était accompagnée d'une légère dysurie.

On continua le médicament à la même dose jusqu'au quatrième jour, et la guérison fut radicale, puisqu'il n'y a point eu de récidive.

Ce fait et le suivant démontrent jusqu'à l'évidence que le dévoiement, les sueurs et l'augmentation des urines, qui quelquefois ont lieu à la suite de l'ingestion de l'huile de térébenthine, ne sont que des effets accidentels de ce médicament, comme la strangurie, les coliques, etc., et nullement la condition d'où dépend la guérison des névralgies.

## XXVI^e. Observation.

Névralgie sciatique poplitée externe, aiguë; paroxysmes le soir et la nuit; marche impossible, emploi infructueux des sangsues. Le quinzième jour administration du looch térébenthiné; *nulle augmentation des urines; nulle évacuation alvine;* chaleur vive le long du membre douloureux; très-légère transpiration; guérison le quatrième jour de ce traitement.

Antoine Mone, âgé de cinquante et un ans, n'ayant jamais eu d'affection syphilitique ni de rhumatisme, est pris, le 19 avril 1820, sans cause connue, d'une douleur qui, presque spontanément, vint se fixer à la région ischiatique droite, d'où elle s'étendit le long de la partie postérieure de la cuisse jusqu'au jarret. Le lendemain, la douleur se prolongea jusqu'au coude-pied, en cotoyant le bord péronier de la jambe: des élancemens très-vifs irradiaient de haut en bas: la marche devint impossible, ainsi que la position sur le siége; le soir et la nuit de violens paroxysmes se firent sentir, mais sans développement de douleur par la pression: la couleur et la chaleur du membre malade étaient dans leur état naturel. Des sangsues furent appliquées sur la région ischiatique, mais ne soulagèrent que très-faiblement. Le malade se disposa alors à entrer à l'hôtel-Dieu.

Reçu le 24 avril, il resta, jusqu'au 3 mai, à l'usage d'une simple boisson qui n'allégea en rien l'intensité de ses douleurs : c'est alors que l'on a recours au looch térébenthiné (1). Le premier jour il en prend deux cuillerées le matin; deux heures environ après son ingestion, il commence à éprouver une sensation de chaleur dans le ventre, qui ne tarde pas à se répandre le long de la cuisse malade; à chaque nouvelle prise du looch, un semblable phénomène se développe : le paroxysme nocturne est moins violent.

Les deux jours suivans cet homme continue l'usage de l'essence de térébenthine miellée : sauf l'effet indiqué ci-dessus, je n'observai rien de particulier; nulle évacuation n'eut lieu par bas; les urines ne présentèrent aucun changement, aucune augmentation. Cependant les douleurs diminuaient d'intensité, et, le 6 mai, troisième jour du traitement, il ne restait plus qu'une légère sensibilité au jarret : la douleur du coude-pied, qui avait toujours été la plus vive, était entièrement dissipée, ainsi que les paroxysmes du soir et de la nuit. Le 7, on lui appliqua un vésicatoire sur la région ischiatique, et le 8 mai il sortit de l'hôpital, ne souffrant plus et marchant avec facilité.

(1) Huile de térébenthine, ʒ ij; miel rosat, ℥ iv.

5.

Cet exemple, comme plusieurs de ceux qui précèdent, nous prouve que l'essence de térébenthine peut être employée dans les sciatiques récentes avec autant de succès que dans les anciennes. En effet, chez le sujet de cette observation la maladie avait à peine quinze jours de date ; cependant, malgré sa violence, le soulagement se fit sentir dès le premier jour du traitement, et dès le quatrième le malade en conservait à peine quelque souvenir. L'action propre à ce médicament y est également très-prononcée : on y remarque cette vive chaleur dont plusieurs fois nous avons eu occasion de parler, se répandre dans le *seul* membre douloureux et se renouveler ensuite autant de fois que le malade prend du looch.

F. Home, qui avait très-bien observé le défaut d'augmentation des diverses sécrétions cutanée, urinaire et intestinale, à la suite de l'administration de l'huile de térébenthine à foible dose, avait pensé devoir recourir à une *action spécifique de ce médicament sur le nerf sciatique*, pour expliquer les heureux résultats qu'il avait obtenus dans les cas de névralgies des membres inférieurs.

M. Barbier, d'Amiens, dans son *Traité de Matière médicale*, Tom. II, pag. 26, croit trouver une explication satisfaisante, en disant que c'est à l'action de ce médicament sur le cerveau et sur le système nerveux que sont dus ses succès ; voici comme il s'exprime en parlant de cette essence : « Le succès de l'huile volatile de téré» benthine dans la névralgie sciatique ne doit» il pas être attribué à l'influence qu'elle exerce » sur le cerveau et sur le système nerveux? Cette » influence, bien prouvée par les vertiges, le » mal de tête, l'espèce d'ivresse passagère, ne » peut-elle pas opérer un changement dans la » disposition morbifique des nerfs? » Qu'il me soit permis d'objecter que l'on observe rarement, à la suite de l'usage de l'huile de térébenthine, des effets particuliers vers le cerveau, et que les phénomènes dont il vient d'être fait mention, la céphalalgie et l'ivresse passagère, les seuls qui puissent faire présumer avec quelque raison une action sur l'encéphale, manquent dans la plupart des cas; qu'au contraire, on voit guérir une grande quantité de personnes qui ne présentent aucun de ces phénomènes; d'où l'on doit conclure qu'ils ne sont pour rien dans la guérison de la sciatique et des autres névralgies par le mode de traitement dont il s'agit ici. Je suis porté plutôt à penser, d'après une certaine masse de faits, que c'est à une forte stimulation, développée dans les nerfs douloureux et particulièrement dans le sciatique, ce qui explique la plus grande efficacité de ce médicament dans la névralgie de ce dernier nerf, que doivent être attribués ces résultats. L'huile de térébenthine agit à-peu-près dans ces cas à la manière du vésicatoire appliqué au centre des érysipèles, sauf que son action s'exerce d'abord sur l'estomac. C'est une nouvelle stimulation, ajoutée à celle qui existait déjà, mais qui change sa nature primitive, ou mieux, qui modifie tellement l'organe affecté qu'il devient dès-lors apte à rentrer dans l'état normal. En effet, lorsqu'on se reporte sur les phénomènes qui suivent l'ingestion de l'huile de térébenthine, on observe, ainsi que nous l'avons déjà dit, qu'une vive stimulation se fait d'abord sentir dans le ventre, puis dans tout le corps; que les nerfs douloureux y prennent également part, et que même, dans le plus grand nombre des cas, ils deviennent le siége d'une chaleur plus ou moins forte qui se répand dans tout leur trajet. Aussi est-il bien rare que ce dernier effet ait lieu, sans qu'une guérison complète, ou du moins un soulagement marqué n'en soit la suite, quelle qu'ait été, du reste, la durée ou la violence de la maladie; en somme, l'état du nerf malade est changé, et ce changement entraîne son retour à la santé. Actuellement, comme rien ne prouve que les succès soient plus communs lorsque la transpiration cutanée est très-augmentée, lorsque les urines coulent abondamment, ou que le malade est pris de diarrhée; qu'au contraire, toute stimulation trop forte développée sur les reins, la vessie, le tube digestif, la peau, s'oppose aux bons effets de l'huile de térébenthine; que les malades guérissent sans que ces phénomènes aient lieu, nous ne pouvons faire dépendre l'efficacité de l'huile de térébenthine de ses propriétés diurétiques, purgatives ou sudorifiques, et nous sommes obligés de lui reconnaître une action spéciale sur les nerfs malades.

Ici se borne ce que j'ai à dire sur l'action de ce médicament à l'intérieur; étudions actuellement ses effets lorsqu'il est appliqué à la surface de la peau.

Employée comme topique, l'huile de térébenthine ne développe pas de chaleur le long du trajet des nerfs douloureux; mais les parties avec lesquelles on la met en contact deviennent le siége d'une chaleur qui, au dire des malades, peut quelquefois être portée jusqu'au degré de la brûlure; la peau devient rouge, se tuméfie et acquiert une sensibilité excessivement vive : cet état peut même se changer en véritable érysipèle, si l'on persiste dans ces applications. L'huile de térébenthine agit, dans ce cas, plutôt comme topique irritant que comme médicament électif : elle rentre dans la classe des vésicatoires et des autres stimulans de la peau.

Cette manière de se servir de l'huile de térébenthine est plus susceptible que la précédente de développer de la céphalalgie, des étourdissemens et l'état d'ivresse dont nous avons parlé plus haut; ce qui dépend de sa volatilité et de son odeur désagréable et forte; l'odorat en est affecté bien plus long-temps que lorsqu'on la prend sous la forme de looch ou d'opiat. Cependant les guérisons par l'application extérieure de cette huile sont beaucoup moins fréquentes que par son emploi intérieur; ce qui vient encore confirmer l'explication que nous avons donnée de sa manière d'agir dans la sciatique et les autres névralgies, surtout lorsque l'on fait attention que, dans le plus grand nombre des cas de non succès, la chaleur le long du nerf douloureux ne se développe pas.

Quelques exemples de névralgies des membres guéries par l'usage des frictions suffiront pour montrer de quelle manière l'huile de térébenthine agit alors.

### XXVII<sup>e</sup>. Observation.

Névralgie sciatique poplitée externe, aiguë; emploi de l'huile térébenthinée en frictions; guérison immédiate.

Madame G***, âgée de vingt-sept ans, nerveuse, jouissant habituellement d'une bonne santé, éprouve pour la première fois, et sans cause appréciable , le 6 janvier 1818, une douleur qui prenant son point de départ dans la région iliaque externe du côté gauche, par des élancemens concentrés, se propage vers l'échancrure ischiatique, et de là s'étend au gros orteil, en descendant le long de la partie postérieure de la cuisse, passant au jarret et suivant le bord péronier de la jambe, jusqu'à la plante du pied. La douleur, qui n'augmente pas par la pression, se borne à ces caractères : élancemens rapides lors des paroxysmes, pesanteur douloureuse, très-incommode, lors des rémissions. Le deuxième jour, les paroxysmes se répètent de demi-heure en demi-heure, et quelquefois même à des époques encore plus rapprochées; la marche devient difficile. On commence dès-lors l'usage des frictions avec l'essence de térébenthine le long du membre malade; on les réitère plusieurs fois dans la journée; le lendemain les douleurs sont complètement dissipées. Elles reparaissent le 18 février et sont de nouveau emportées par le même moyen.

Depuis, madame G*** n'a point eu de rechute. Les frictions ne déterminèrent ici aucun effet général, aucune augmentation de la transpiration ou des urines.

## XXVIIIe. Observation.

Névralgie brachiale cutanée externe, aiguë ; violens paroxysmes ; élancemens, sensation de froid dans le bras. Emploi de l'huile de térébenthine en frictions ; guérison le quatrième jour de ce traitement.

Une dame qui souffrait depuis dix ans d'une névralgie brachiale, laquelle revenait de temps à autre, et surtout à l'approche de l'humidité, fut de nouveau attaquée de la même douleur dans le courant de janvier 1818. La malade n'avait eu recours encore à aucun traitement. La douleur s'étendait de la partie antérieure de l'épaule gauche au côté externe et supérieur de l'humérus ; de là se contournant sur la face antérieure du bras, vers son tiers inférieur, elle suivait la face palmaire de l'avant-bras, et se terminait à l'extrémité inférieure du cubitus : les paroxysmes de cette douleur étaient caractérisés par des élancemens instantanés, très-violens, qui empêchaient la malade de se servir de son bras et déterminaient un malaise général que la constitution irritable de cette dame ne faisait qu'augmenter. Dans les intervalles des accès de douleur, il existait un engourdissement et un picotement fort incommodes dans tout le trajet du nerf ; la sensation du froid y était presque permanente; la chaleur apportait un peu de soulagement. Je fis faire des frictions sur le bras malade, avec l'huile de térébenthine; on y appliqua des morceaux de flanelle imbibés de cette essence. La chaleur du membre devint bientôt très-forte; et comme cette dame ne pouvait pas supporter plus longtemps ces applications permanentes qui déterminaient une sensation de brûlure à la peau, on se borna à l'usage des frictions répétées plusieurs fois dans la journée. La douleur diminua de jour en jour, et le quatrième elle fut complètement dissipée.

## XXIXe. Observation.

Névralgie sciatique poplitée, chronique; paroxysmes le soir. Au commencement du troisième mois, emploi de l'huile de térébenthine en frictions; guérison au bout de quelques jours.

Simon Barré, paveur, âgé de trente-cinq ans, à la fin d'octobre 1817, éprouve tout-à-coup, en se redressant, une douleur qui, de la région ischiatique droite, s'étend le long de la face postérieure de la cuisse et du bord externe de la jambe, jusqu'à la malléole; cette douleur lui donne tantôt la sensation d'un froid qui descend le long du trajet indiqué, et tantôt lui fait éprouver une espèce de déchirement qui passe comme un éclair et se renouvelle fréquemment; lors des rémissions, le membre est le siége constant de fourmillemens insupportables. Des paroxysmes réguliers ont lieu tous les soirs et durent environ dix minutes chacun. Les douleurs sont concentrées selon certaines lignes représentant les nerfs; la pression ne les développe pas; la chaleur les diminue; le froid, au contraire, les exaspère. Le 10 janvier 1818, je lui prescris des frictions avec l'huile d'olives et l'essence de térébenthine, à parties égales, le long du membre malade. Quelques jours de ce traitement étaient à peine écoulés, que la cuisse avait presque cessé d'être douloureuse; la marche, qui antérieurement était difficile, se rétablit comme dans l'état naturel.

Les frictions produisirent une chaleur locale. A la fin de janvier les douleurs étaient dissipées.

## ARTICLE III.

### *Mode d'Administration.*

Il m'est démontré par une grande quantité de faits, qu'il est nécessaire de combiner l'essence de térébenthine avec un excipient convenable, pour s'assurer toutes les chances de succès que peut présenter ce précieux médicament. De cette manière, on prévient son contact immédiat avec la muqueuse gastro-intestinale, et l'on évite les divers accidens qui pourraient en être la suite. C'est dans ce même but que l'on doit faire prendre aux malades, demi-heure après l'ingestion de la térébenthine, un verre d'une boisson adoucissante ou d'une infusion aromatique.

Le miel, la gomme arabique en poudre, la magnésie calcinée, les sirops, sont les excipiens dont on peut se servir avec le plus d'avantage; et, quoique dans la plupart des faits contenus dans ce Mémoire, ce soit à la combinaison de l'huile essentielle de térébenthine avec le miel, que l'on ait eu recours, j'observerai cependant que ce mélange, aussi dégoûtant que désagréable, répugne tellement à certains malades, qu'il devient impossible d'en faire usage. C'est pour parer à cet inconvénient et pour éviter le vomissement qui quelquefois est la suite de l'administration de ce médicament, que maintenant je masque la saveur âcre de la térébenthine par un sirop aromatique, par une poudre inerte, et mieux par la magnésie calcinée, ainsi qu'on vient de le faire, dans ces derniers temps, pour le baume de copahu.

Voici l'un des modes de préparation qui m'a paru le plus convenable; j'en ai composé la formule en 1822 avec M. Caventou, l'un des chimistes les plus distingués de notre époque.

*Looch térébenthiné.*

| | |
|---|---|
| ℞ Jaune d'œuf. . . . . . . . . . . . . . . . | n°. 1. |
| Essence de térébenthine. . . . . . . . . . | ʒ iij. |
| Sirop de menthe. . . . . . . . . . . . . . . | ℥ ij. |
| —— de fleurs d'oranger. . . . . . . . . . | ℥ ij. |

F. S. A. un looch.

Trois cuillerées par jour.

Il est quelquefois nécessaire d'ajouter à cette potion une certaine quantité de laudanum, particulièrement dans les cas où l'estomac ne peut supporter la présence de l'huile de térébenthine; on prévient par là les vomissemens : la dose du laudanum doit alors être d'un demi-gros à un gros.

L'observation suivante démontrera que son efficacité est alors tout aussi rapide.

## XXX^e. Observation (1).

Névralgie fémoro-poplitée aiguë; emploi infructueux des purgatifs, des sudorifiques, des frictions sèches et des bains de vapeurs. Administration du loch térébenthiné avec le laudanum; guérison le cinquième jour de ce traitement.

Maurice Hautefeuille, âgé de soixante ans, horloger à Acheux, département de la Somme, près Abbeville, éprouvait, depuis environ sept

(1) Observation communiquée par M. Briet.

semaines, une douleur qui, partant de l'échancrure sciatique, se répandait au scrotum et à la face poplitée de la cuisse, puis descendait le long du bord péronier de la jambe jusque sur le dos du pied. Il n'était point en proie à ces angoisses déchirantes, à ces éclairs de douleurs qui caractérisent souvent cette maladie : c'était une sensation pénible, un fourmillement incommode qui le tourmentait sans relâche ; quelquefois, cependant, la douleur acquérait de l'intensité, mais elle était vague et fugitive. En vain, d'après le conseil d'un homme de l'art, il avait employé les purgatifs et les sudorifiques ; en vain il avait fait des frictions sèches sur sa jambe exposée à une grande chaleur, et il la tenait enveloppée dans une peau de lapin, il n'avait retiré de ces divers moyens qu'un soulagement bien faible et passager. Il en fut de même des bains de vapeurs aromatiques qui ne purent apporter aucune amélioration à ses douleurs. Son état étant toujours le même, cet homme vint me trouver. Je lui conseillai de se soumettre à l'usage de la potion suivante :

℞ Jaune d'œuf. . . . . . . . . . . . . . . n°. 1.
Huile essentielle de térébenthine. . . . . ʒ iij.
Sirop de menthe. . . . . . . . . . . . . ℥ ij.
—— de fleurs d'oranger. . . . . . . . . ℥ j.
Laudanum liquide. . . . . . . . . . . . ʒ ß.

Il en prit deux cuillerées à bouche par jour, une le matin et l'autre le soir; il fit en outre des frictions sur la jambe malade, exposée au feu, avec l'huile essentielle de térébenthine, à la dose d'un gros le matin et d'un gros le soir, un quart-d'heure après la cuillerée du looch.

A peine en eut-il pris quelques cuillerées qu'il fut promptement soulagé; au bout de quatre ou cinq jours il aurait pu vaquer à ses affaires, si le froid rigoureux de la saison n'avait fait craindre une rechute. Cette potion diminuait l'appétit et développait un peu de chaleur dans l'estomac, mais sans donner lieu à aucun autre effet particulier : nulle chaleur ne se fit sentir dans l'une ou l'autre jambe.

C'est à tort que les auteurs de plusieurs formulaires publiés depuis la première édition de ce Mémoire (1823) ont confondu ce looch, dans la composition duquel entre le jaune d'œuf et les sirops aromatiques, ainsi que l'opiat térébenthiné dont nous parlerons tout-à-l'heure, avec le mélange dont fait uniquement usage M. Récamier, et dont voici la composition :

| | | |
|---|---|---|
| ℞ | Huile de térébenthine. . . . . . . . . . | ʒij. |
| | Miel rosat. . . . . . . . . . . . . . . . . | ℥iv. (1) |

(1) Cette dernière formule a beaucoup de rapport avec l'é-

Cheyne crut trouver, dans un mélange insoluble d'essence de térébenthine et d'alcool, simple combinaison qu'il décora du titre d'*éther térébenthiné,* un moyen d'éviter les légers accidens qui suivent, dans quelques cas, l'emploi de cette huile : tels, par exemple, que l'absence des nausées et du dévoiement, une moins grande répugnance de la part des malades, et conséquemment une guérison plus prompte. D'après les recherches que j'ai faites à ce sujet, je me suis convaincu que ce mode de préparation ne le cède en rien, pour la saveur désagréable et pour le goût qu'il occasione, à ce dernier traitement, et que les nausées en sont tout aussi fréquemment la suite : en un mot, j'ai reconnu que la méthode de Cheyne n'avait sur l'autre aucun avantage. Cependant, comme il se pourrait que dans cer-

mulsion suivante, extraite de la *Pharmacopée usuelle théorique et pratique* de Van Mons.

*Emulsion térébenthinée.*

℞ Essence de térébenthine. . . . . . . . . . . . . . . ℥ ß.
'Gomme arabique. . . . . . . . . . . . . . . . ʒ ij.
Eau. . . . . . . . . . . . . . . . . . . . . q. s.
Faites une émulsion : ajoutez
Miel blanc. . . . . . . . . . . . . . . . . . . ℥ ij.
Et assez d'eau pour faire une potion de six onces.
On en prend une cuillerée plusieurs fois par jour.

tains cas on pût se trouver obligé d'y avoir recours, je dirai un mot de la manière de préparer et d'administrer cet alcoolat.

On fait distiller à plusieurs reprises l'essence de térébenthine avec partie égale d'alcool, en ayant soin d'opérer au bain-marie et à un feu très-doux, car l'huile de térébenthine étant beaucoup plus volatile que l'alcool, passerait la première et ne se combinerait pas avec lui.

Cheyne graduait la dose de son éther selon le degré d'irritabilité de l'estomac, règle qui doit être suivie dans tous les cas, quelle que soit la forme sous laquelle on administre l'essence de térébenthine : il le donnait depuis un gros jusqu'à une demi-once, en le combinant avec le miel; il faisait suivre son emploi de l'usage des boissons amères, afin de rendre à l'estomac le ton qu'il avait perdu ; mais, comme il a été dit plus haut, c'est aux boissons délayantes et adoucissantes, qu'il faut donner la préférence ; c'est ainsi que l'on prévient ou que l'on dissipe l'irritation produite par l'huile de térébenthine sur la muqueuse gastrique.

Outre les essais que j'ai tentés sur l'éther térébenthiné de Cheyne, mon ami, le docteur Parent, a bien voulu, d'après l'invitation que je lui en fis, le prescrire à un de ses malades. Le résultat en fut très-satisfaisant (1), mais ne présenta rien de particulier, rien que l'on n'observe dans la méthode que j'ai indiquée plus haut.

Lorsque l'irritabilité de l'estomac peut faire craindre quelque désavantage de l'emploi de l'huile de térébenthine, il convient de ne point la donner en potion, mais de l'incorporer avec des substances solides ; de cette manière on retarde sa volatilisation et son absorption, et l'on rend son action sur la muqueuse gastro-intestinale moins rapide et moins énergique.

*Opiat térébenthiné.*

| | | |
|---|---|---|
| ℞ | Huile de térébenthine. . . . . . . . . . . | ʒ ij. |
| | Gomme arabique en poudre.. . . . . . . | ℥ j ß. |
| | Sucre pulvérisé.. . . . . . . . . . . . . . . | ℥ ß. |
| | Sirop de fleurs d'orange.. . . . . . . . . . | ℥ j. |

F. S. A. un opiat.

En prendre le tiers, par jour, en trois fois et entre deux pains à chanter.

Depuis la première édition de ce mémoire, dans laquelle se trouve la composition de cet opiat, j'ai encore cherché à dégager l'huile de térébenthine de cette saveur âcre et de cette odeur pénétrante et désagréable qui en font un objet

(1) *Voyez* la VIII^e. *Observation.*

de dégoût pour presque tous les malades, et je crois y être actuellement parvenu. Ce sont les recherches de M. Miachez sur la solidification du baume de Copahu par la magnésie calcinée, qui m'ont mis sur la voie de ce nouveau mode de préparation, qui consiste dans l'union de cette poudre absorbante avec une petite quantité d'huile essentielle de menthe. L'odeur de la térébenthine se trouve presque entièrement masquée; sa saveur devient très-supportable; enfin, l'estomac en est beaucoup moins irrité.

Voici quelle en est la formule :

| | |
|---|---|
| ℞ Huile de térébenthine. . . . . . . . . | ʒ j. |
| Magnésie calcinée. . . . . . . . . . . . | ℈ ii ß. |
| Huile de menthe. . . . . . . . . . . . . | gtt. viij. |

F. S. A. un opiat, et conservez dans un pot d'étain.

A prendre dans du pain à chanter trois fois par jour, par bol de la grosseur d'une noisette.

Dans les cas de lumbago (névralgie des nerfs lombaires), on doit de préférence administrer l'huile de térébenthine en lavement.

| | |
|---|---|
| ℞ Huile de térébenthine. . . . . . . . . | ℥ ß. |
| Jaune d'œuf. . . . . . . . . . . . . . . | n°. 1. |
| Décoction de pavot. . . . . . . . . . . | ℔ ß. |

Lorsque l'on veut administrer l'essence de térébenthine en frictions, on doit la combiner avec de l'axonge ou une huile aromatique; on peut même y ajouter du laudanum liquide de Sydenham; on répète ces frictions le long du membre douloureux plusieurs fois dans la journée. Voici le liniment dont je me sers habituellement :

| | | |
|---|---|---|
| ℞ | Huile de camomille. . . . . . . . . . . | ℥ij. |
| | Essence de térébenthine. . . . . . . . . | ℥j. |
| | Laudanum liquide de Sydenham. . . . . | ʒj. |

L'on peut employer aussi la térébenthine cuite sous forme d'emplâtre; alors elle ne produit ordinairement qu'une simple rougeur de la peau avec laquelle elle est en contact, rougeur qui peut être accompagnée d'une légère éruption et d'une augmentation d'exhalation locale. Cette manière de faire usage de l'huile de térébenthine est celle qui est suivie des effets les moins heureux, car c'est sous cette forme qu'elle se trouve absorbée en plus petite quantité; cependant elle ne laisse point encore, dans certains cas, d'agir avec assez d'efficacité pour faire cesser complètement et en peu de temps des sciatiques très-intenses et très-anciennes, comme je l'ai vérifié chez plusieurs personnes. Il est même quelques pays où ces emplâtres de térébenthine sont devenus un remède populaire.

Ces emplâtres doivent être appliqués sur les régions du corps les plus douloureuses et là où le nerf est placé le plus extérieurement, vers l'échancrure ischiatique, sur la tête du péroné, autour du genou, au mollet, sur la malléole externe, à la plante du pied, aux lombes, à la partie interne du bras, au coude, à la tempe, etc., selon l'espèce de névralgie à laquelle on a affaire.

Cette méthode d'appliquer la térébenthine sur la peau date de très-loin, les Anciens la connaissaient. Galien l'employait souvent; il combinait le soufre avec la térébenthine. Scultet l'unissait à l'euphorbe et à la cire, et en retirait de très-grands avantages dans la piqûre des nerfs (*Arment. chirurgic.*, p. 303); Michaël Doringius, au rapport de Sennert, en faisait une des principales bases de ses moyens topiques.

Bonnet obtint la guérison d'une sciatique chez une femme enceinte, par l'emploi de l'huile essentielle. (*Thesaurus medico-practicus*, t. III, pag. 249.)

En Angleterre, le docteur Archibald, qui depuis long-temps administrait l'huile de térébenthine avec beaucoup de succès dans sa pratique particulière, l'ayant recommandée à Cheyne, celui-ci l'employa et n'eut lieu que de s'en féliciter. F. Home, d'après lui, en fit l'objet de ses recherches; il en transmit les résultats, déduits de sept observations, dans un mémoire qui a pour titre : *Upon the effects of oleum terebentinæ in the sciatica* (1). Holst, Thilenius, Lentin, en Allemagne, en ont également fait usage; mais ces derniers n'ont point publié d'observations particulières; ils se sont bornés à indiquer l'emploi de cette substance dans leurs ouvrages et dans les journaux de médecine.

En France, M. Récamier s'en sert depuis très-long-temps, et c'est après avoir été témoin des guérisons presque inespérées obtenues par ce médecin, que, dès 1814, je me suis occupé d'un travail spécial sur ce médicament; dans ce travail, qui fit le sujet de ma dissertation inaugurale en 1818, je cherchai à faire connaître quels étaient les cas de névralgies où cette huile pouvait être utile, les conditions, l'opportunité qui en assuraient le succès; quels accidens elle pouvait occasionner, et comment on devait les prévenir ou les combattre; enfin, quel était le mode d'administration le plus convenable. En 1823 parut la première édition du mémoire que nous réimprimons aujourd'hui; depuis, M. de Larroque, médecin des dispensaires de Paris, M. Husson, médecin de l'Hôtel-Dieu, M. Dufaur, médecin de l'hôpital de Saint-Germain, et un grand nombre d'autres praticiens y ont journellement recours.

(1) Ce mémoire fait partie de l'ouvrage intitulé *Experiments facts*.

## ARTICLE IV.

*Cas dans lesquels l'Essence de Térébenthine est indiquée.*

Toute chose égale d'ailleurs, c'est dans le cas de névralgies sciatique et crurale que ce médicament réussit le plus ordinairement : cependant on peut également y avoir recours dans diverses autres névralgies des membres supérieurs ou inférieurs et dans celles de la face, ainsi que j'en ai donné des exemples. L'huile de térébenthine est indiquée toutes les fois que la névralgie ne dépend ni d'une altération organique, ni d'un principe constitutionnel fixé sur le nerf sciatique, tel que le virus syphilitique, par exemple; car alors il conviendrait de débuter par un traitement mercuriel. Que la maladie soit chronique ou aiguë, quels que soient les moyens qui aient échoué, si la douleur est très-vive, si le trajet nerveux est bien dessiné, si les paroxysmes sont violens et très-rapprochés; en un mot, si tous les caractères propres aux névralgies existent, les chances de succès sont des plus favorables. Heureux le médicament qui peut encore être regardé comme une ancre de salut, à une époque où presque toutes les ressources de l'art ont été épuisées, et où il ne reste plus au malade d'autre avenir que des souffrances longues et cruelles, ou l'idée plus pénible encore de savoir son mal incurable!

## ARTICLE V.

### *Précautions qu'exige l'Emploi de l'Essence de Térébenthine.*

Si l'administration de l'huile de térébenthine avait donné lieu à quelques-uns des accidens énoncés plus haut, il serait indiqué d'en suspendre l'usage; et si ces accidens présentaient quelque gravité, il faudrait les combattre par les bains tièdes, les boissons gommeuses et délayantes, les lavemens, etc.

Lorsqu'il existe quelqu'irritation des voies urinaires, il faut, avant de commencer à donner l'huile de térébenthine, rétablir le calme par les moyens ci-dessus indiqués, et n'en venir à l'emploi de cette essence qu'après la cessation complète de ces symptômes. En principe, on doit toujours s'assurer de l'état du tube digestif, et ne procéder à l'usage de l'essence de térébenthine que lorsqu'on s'est bien convaincu qu'il n'existe aucun trouble des premières voies, aucun signe d'irritation gastro-intestinale, ce qui est, en général, assez ordinaire dans ces sortes de maladies. En effet, chez la plupart des personnes affectées de sciatique ou d'autres névralgies des membres ou de la face, que j'ai eu occasion d'observer, les différentes fonctions organiques s'exerçaient avec régularité.

Lorsqu'au bout de huit à dix jours on n'a retiré aucun avantage de ce traitement, il est prudent de le cesser, car l'expérience prouve qu'en le continuant plus long-temps l'on peut déterminer des troubles de digestion plus ou moins considérables, irriter inutilement l'estomac, ou même y développer une inflammation réelle.

Comme l'huile de térébenthine est suivie d'un prompt soulagement, le praticien ne se trouve pour ainsi dire exposé à aucun tâtonnement, quelques jours suffisant pour reconnaître son utilité ou son impuissance. Chez la plupart des sujets que j'ai traités ou vu traiter, il n'a fallu qu'une semaine au plus de l'emploi de ce médicament pour assurer la guérison ou pour obtenir un soulagement marqué.

Lorsqu'à la suite de la méthode dont nous venons de parler il reste un peu de douleur dans une des parties du membre malade, quelques frictions, des bains, ou mieux un vésicatoire volant appliqué sur le point le plus superficiel du nerf, complètent alors la cure, comme on peut le voir dans les deux faits suivans, que nous empruntons à F. Home.

## XXXI^e. Observation.

Névralgie sciatique poplitée interne, aiguë; marche difficile. Emploi du looch térébenthiné; chaleur dans l'estomac et le long du membre affecté; sueurs; augmentation des urines; soulagement marqué; vésicatoire au genou qui dissipe un reste de douleur; guérison au bout de quelques jours.

Le 2 avril, Jean Chalmers, âgé de soixante-onze ans, boucher, se plaint d'une forte douleur qui depuis peu de temps s'étend de la région ischiatique droite au genou : le repos au lit et la chaleur la diminuent; l'humidité au contraire l'augmente; la jambe du même côté est faible et ne peut pas se prêter à la marche. Le 5 avril, il commence l'usage du looch térébenthiné (1), lequel manifeste son action par de la chaleur dans l'estomac; une sueur assez générale, plus considérable toutefois dans le membre malade, et par une augmentation dans les urines. Le 9 avril, les douleurs diminuent très-sensiblement. On applique un vésicatoire sur le genou, seule région qui n'eût point éprouvé un mieux tranché, et, le 16, le malade est complètement guéri. ( F. Home, *Expérience VII.* )

(1) Huile de térébenthine ʒ ij, miel rosat ℥ j.

## XXXII<sup>e</sup>. Observation.

**Névralgie sciatique aiguë. Emploi du looch térébenthiné après trois semaines de maladie; sueurs; le sixième jour de ce traitement guérison presque complète que l'on a consolidée par l'application d'un vésicatoire.**

Le 8 juin, Agnès M'Kay, âgée de trente-neuf ans, atteinte depuis trois semaines d'une douleur dans l'articulation iléo-fémorale, est mise à l'usage du looch térébenthiné (miel rosat ℥ j, huile de térébenthine ʒ ij), dont la malade prend une petite cuillerée soir et matin. Le 10, sueurs après l'ingestion du médicament; la douleur diminue et semble s'étendre le long de la cuisse. Le 11, la douleur avait quitté l'articulation et était venue se fixer dans la partie postérieure de ce membre. Le 13, elle était très-sensiblement calmée, et l'application d'un vésicatoire la dissipa entièrement. (F. Home, *Expérience I.*)

### ARTICLE VI.

*Observations de Névralgies chroniques et aiguës.*

L'opiniâtreté et la chronicité des douleurs ne sont jamais un motif suffisant pour faire désespérer du succès de l'essence de térébenthine dans la sciatique et dans les autres névralgies, de même que leur peu de durée ne doit point être considéré comme une contre-indication. On peut y avoir recours à toutes les périodes de ces maladies; l'expérience m'a démontré qu'au début elle présente des chances aussi favorables que l'application du vésicatoire, et que lorsqu'elles passent à l'état chronique, elle l'emporte de beaucoup sur ce dernier moyen. Plusieurs faits dans lesquels cette méthode a été employée à diverses époques, démontreront suffisamment cette vérité.

## XXXIIIe. Observation.

Névralgie sciatique poplitée, interne et externe, chronique; marche presque impossible; paroxysmes très-violens le soir; emploi infructueux du vésicatoire, du moxa et des bains. Vers le huitième mois de la maladie, administration du looch térébenthiné et des frictions; nulle augmentation des urines et de la transpiration; point de dévoiement; guérison le cinquième jour de ce traitement.

La femme Cochin, âgée de quarante-deux ans, marchande dans le Temple, jouissant habituellement d'une bonne santé, éprouvait, depuis le commencement de janvier 1816, dans la cuisse gauche, une douleur qu'elle attribuait à un refroidissement par la pluie.

Le 2 août de la même année je vis la malade :

depuis quatre mois ses souffrances s'étaient considérablement accrues. Voici quel était son état : la région postérieure de la cuisse était le siége d'une douleur qui se manifestait par des élancemens, lesquels s'étendaient vers la hanche, la région ischiatique et la plante du pied, et descendaient le long du bord externe de la jambe en passant au jarret. Les paroxysmes se rapprochaient de plus en plus, et devenaient intolérables : pendant leur durée la région ischiatique était le siége de battemens très-sensibles et devenait elle-même douloureuse à la pression. Quelquefois la douleur contournait la face antérieure de la cuisse et se répandait dans l'aine; le temps humide, la marche et les faux pas en particulier, l'augmentaient considérablement. Lors de ces paroxysmes, qui avaient lieu de quatre à onze heures du soir, la douleur se fixait spécialement à la hanche, à l'aine, au jarret, à la malléole externe et au talon. Déjà on avait employé le vésicatoire sans aucun succès, lorsque vers les premiers jours d'août on fit mettre un moxa vers l'ischion; mais il ne produisit qu'un bien faible soulagement; on eut recours alors aux bains et à l'usage intérieur de la décoction de bardane; les élancemens persistèrent avec la même intensité. Dans les derniers jours du mois je lui conseillai l'emploi du looch térébenthiné (1) et des frictions le long du membre malade avec l'huile essentielle : elle prit trois cuillerées du looch par jour : les douleurs diminuèrent d'une manière notable ; le membre frictionné devint le siége d'une vive chaleur accompagnée de picotemens. Au bout de cinq jours de ce traitement la marche redevint facile, les douleurs se dissipèrent et cette femme put reprendre ses occupations. Il n'y eut point de rechute.

Toutes les conditions que nous avons indiquées comme pouvant assurer le succès de ce mode de traitement étaient réunies chez la femme Cochin ; des paroxysmes fortement développés, des douleurs violentes, le trajet du nerf bien dessiné.

L'inefficacité complète d'agens thérapeutiques qui ne manquent pas d'énergie, tels que le vésicatoire, le moxa et les bains, démontrent suffisamment que c'est à l'huile de térébenthine que l'on doit attribuer la guérison de cette malade. Les frictions ayant été employées concurremment avec le looch, on peut regarder la chaleur qui se répandit dans le membre douloureux, dès le commencement du traitement, comme leur appartenant en grande partie, d'autant plus que la peau devint le siége de picotemens, sensation que j'ai presque constamment observée dans cette

(1) Miel rosat ℥ iv ; huile de térébenthine ʒ ij.

méthode iatraleptique, et qui dépend entièrement de la phlogose développée dans le tissu cutané par l'action irritante de cette huile.

D'une autre part, comme nous avons déjà eu occasion de l'observer, et comme nous le verrons encore, il ne survint chez cette malade ni dévoiement, ni flux abondant d'urines, ni augmentation de la transpiration; de sorte que ce ne peut être à l'action plus considérable de ces sécrétions que le succès doit être attribué. Quant à la guérison, elle fut solide et nulle rechute ne vint l'entraver. Il suffit, dans ce cas, d'éviter les causes qui ont développé la maladie.

Nous avons encore observé, chez cette femme, que des pulsations se faisaient sentir lors des paroxysmes, et que la pression développait de la douleur; mais ces divers phénomènes qui ne sont pas essentiellement névralgiques n'apportent aucune chance défavorable à la guérison. Cependant il peut arriver, lorsque la douleur n'augmente pas sensiblement lors des exacerbations, et que la pression des parties douloureuses ne produit qu'une sensation pénible, tel qu'un engourdissement dont on peut se former facilement une idée en comprimant la région ischiatique; il peut, dis-je, arriver que le traitement par l'huile de térébenthine ne réussisse pas; mais dans le cas opposé, lorsque la pression du trajet douloureux fait naître des élancemens rapides, des éclairs de douleurs, en un mot de ces paroxysmes essentiellement névralgiques, le succès devient plus certain, et l'on peut espérer une guérison solide, ainsi que nous l'observerons chez un tailleur dont je rapporterai l'histoire.

### XXXIV^e^. Observation.

Névralgie sciatique poplitée interne, chronique; marche presque impossible; mouvemens douloureux; paroxysmes le soir. Après dix-huit mois de maladie emploi du looch térébenthiné; guérison le quatrième jour de ce traitement.

Loison, âgé de soixante-un ans, portier, était tourmenté depuis dix-huit mois d'une douleur qui s'étendait de la région ischiatique droite à la plante du pied, en suivant la face postérieure de la cuisse et de la jambe. Cette douleur consistait tantôt en picotemens insupportables, tantôt en élancemens violens qui se répandaient de la région ischiatique au jarret, au mollet et à la plante du pied, parties constamment les plus douloureuses. La marche était presqu'impossible et le malade était souvent obligé de s'arrêter tout-à-coup et de s'appuyer sur la jambe gauche, afin de prévenir une chute que la faiblesse accidentelle de la cuisse droite aurait rendue inévitable. Les douleurs étaient à-peu-près continues avec des paroxysmes le soir. Tel était l'état de Loison, lorsque je le mis à l'usage du miel térébenthiné (1).

Le 28 février 1815, il en prit pour la première fois deux cuillerées, une le matin et l'autre le soir ; le lendemain il éprouva un soulagement très-remarquable, particulièrement dans le mollet et la plante du pied; les mouvemens de la cuisse devinrent faciles et indolens, ce qui n'avait pas lieu auparavant. Trois jours de ce traitement dissipèrent entièrement les douleurs, et le membre ne fut plus le siége que d'une pesanteur très-supportable. Des frictions avec l'axonge et l'huile de térébenthine complétèrent la guérison. Le 12 mars, Loison fit une promenade de plus d'une lieue, en portant un enfant entre ses bras, et sans en ressentir la moindre fatigue. Depuis cette époque il n'a jamais éprouvé de rechute.

Ce fait est un des plus concluans dont j'aie connaissance. Le malade souffrait depuis dix-huit mois, et le caractère de la douleur était franchement névralgique; le logement humide qu'occupait le malade ne contribuait pas peu à entretenir et à augmenter sa névralgie; les douleurs étaient violentes, la marche était impossible, et cependant les douleurs cessent en trois jours, et

(1) Miel rosat, ℥ iv ; huile de térébenthine, ʒ ij.

la marche devient tout aussi facile que dans le meilleur état de santé. Certes, il est difficile de trouver en médecine pratique un fait plus péremptoire en faveur d'un médicament. Comme cette observation est une des premières que j'ai recueillies, et qu'à cette époque je ne connaissais pas encore l'effet presque constant de l'essence de térébenthine sur le membre malade, la chaleur développée le long du trajet des nerfs, je ne m'informai point si cette sensation existait; c'est sans doute à cet oubli que l'on doit attribuer ici son absence. Il doit en être de même de plusieurs observations recueillies par Home; car, en général, ce n'est qu'après avoir senti toute la valeur de certains phénomènes que l'on y prête attention, et que l'on dirige dans ce sens les questions que l'on adresse au malade.

## XXXV^e^. Observation.

Névralgie sciatique poplitée externe, chronique; douleurs lancinantes; paroxysmes violens; emploi infructueux des bains, des sangsues, des ventouses, des vésicatoires, des opiatiques et du moxa. Vers le septième mois de la maladie, administration du looch térébenthiné; guérison le quatrième jour de ce traitement. Rechute; nouvelle guérison.

Marie Bourmaud, âgée de vingt-neuf ans, bien réglée, éprouvait depuis sept mois, à la suite d'un refroidissement, une douleur sciatique qui s'étendait depuis le grand trochanter du côté gauche jusqu'à la plante du pied. Les douleurs étaient très-vives, principalement à la partie supérieure et postérieure de la cuisse et au pied. Les rémissions ne se prolongeaient guères au-delà de quelques heures; les paroxysmes, au contraire, duraient long-temps et étaient caractérisés par des élancemens parcourant avec rapidité le trajet du nerf sciatique. Après avoir essayé, sans aucun avantage, les bains, les sangsues, les ventouses, les vésicatoires fixes et volans, les combinaisons diverses d'opium, et après avoir souffert l'application du moxa, la malade se soumit au traitement par l'huile de térébenthine.

On commença à administrer le looch le 2 juillet 1815, à la dose de trois cuillerées (1); ce jour même, Marie en ressentit un soulagement manifeste. Le 4, la douleur se dissipa complètement et la malade cessa ce traitement. Les douleurs reparurent le 7, mais à un degré moindre que la première fois : l'espérance d'une nouvelle guérison fit tenter de nouveau l'huile de térébenthine. Les 9, 10, 11, 12 et 13, elle en fit usage de la même manière; cette fois il se déve-

(2) Miel rosat ℥ iv, huile de térébenthine ʒ jj.

loppa de la sueur dans la cuisse malade ; une vive chaleur s'y fit sentir, et un amendement dans les douleurs en fut la suite. Marie, quoique presque guérie, ne voulut pas continuer ce médicament : elle le suspendit encore une fois. Cependant les douleurs, après être restées stationnaires jusqu'au 17, finirent par se dissiper. Quelques mois après, nouvelle rechute de la sciatique, qui fut traitée cette fois par les fumigations sulfureuses ; mais ce traitement détermina une irritation de poitrine, et la femme Bourmaud mourut phthisique dans le courant de septembre 1816.

Ce fait démontre que la légère sur-excitation déterminée quelquefois par la présence de l'huile de térébenthine sur l'estomac n'est pour rien dans la guérison des névralgies obtenue à l'aide de ce médicament, puisque ici cette sur-excitation gastrique manqua complètement : du reste, cette proposition est, je crois, actuellement mise hors de doute par les nombreuses observations contenues dans ce mémoire.

L'histoire suivante, que nous empruntons à Home, rendra cette vérité encore plus évidente.

## XXXVIe. Observation.

Névralgie sciatique poplitée externe, chronique. Emploi de l'huile de térébenthine au bout de trois mois de maladie; guérison le douzième jour de ce traitement.

Le 19 mai 1770, George Temple, âgé de soixante-douze ans, se plaignit d'une douleur qui depuis trois ans s'étendait de l'articulation iléo-fémorale au pied, en suivant la face externe de la cuisse. Depuis trois mois cette douleur s'était beaucoup accrue; elle devenait plus vive lorsque le malade était au lit; souvent aussi elle se transportait de l'un à l'autre membre. Il existait des douleurs semblables dans les bras et particulièrement dans le droit; la langue était saburrale, il y avait de la soif, et le malade parfois ressentait des douleurs dans les régions dorsale et lombaire; le pouls donnait soixante-douze pulsations par minute. On prescrivit deux gros d'huile de térébenthine sur une once de miel : peu après l'ingestion de ce looch, le malade éprouva une sensation toute particulière dans le membre droit. Le 23, les douleurs diminuèrent dans les membres inférieurs; le 28, elles étaient encore moins sensibles; le 30, elles avaient complètement cessé; mais celles des membres supérieurs persistèrent au même degré, et ce fut à un vésicatoire que l'on en dut la disparition. (F. Home, *Expérience* II.)

## XXXVII^e. Observation (1).

Névralgie sciatique chronique. Administration du looch térébenthiné ; chaleur gastrique après son ingestion ; moiteur générale ; sueur abondante des pieds ; guérison le quatrième jour.

Madame Ricard, âgée de quarante-deux ans, d'une assez forte constitution, et ayant mis au monde dix-huit enfans, dont quatre seulement sont vivans, se présenta, le 2 février 1822, au deuxième dispensaire de la Société philanthropique pour se faire soigner d'une douleur fixée dans le nerf fémoro-poplité du côté gauche.

Cette douleur existait depuis plus de vingt ans, et, chose très-remarquable, elle n'offrait d'intermission que dans les trois premiers mois de chaque grossesse. Elle variait beaucoup quant à son intensité et aux époques des exacerbations ; mais jamais elle ne se faisait sentir plus vivement que pendant ou après l'accouchement.

Elle n'occupait que le tiers inférieur et supérieur du nerf fémoro-poplité, et souvent elle irradiait du trou ischiatique gauche à l'aine du même côté ; les ganglions lymphatiques voisins

(1) Recueillie par M. le docteur de Larroque.

se tuméfiaient alors, et d'autant plus que la douleur de la plante du pied était plus vive.

L'expérience m'ayant démontré que rien ne combattait plus efficacement cette espèce de névralgie que l'huile de térébenthine associée au miel (1), je prescrivis ce médicament. La malade en prit quatre cuillerées le premier jour, et elle fut très-soulagée.

Le deuxième jour elle en prit six cuillerées; le soulagement fut encore plus marqué.

Le troisième jour, cette mixture fut donnée à la même dose et les souffrances se dissipèrent complètement.

Il est à noter que chaque cuillerée de cette mixture produisait dans l'estomac une chaleur vive, qui bientôt était suivie d'une moiteur de tout le corps et d'une sueur abondante des pieds. Les urines, sans être plus copieuses, sentaient toujours la violette.

Le fait suivant n'est pas moins remarquable par la rapidité avec laquelle l'huile de térébenthine fit cesser une sciatique qui existait depuis plusieurs mois, et qui déjà avait déterminé une atrophie du membre.

(1) Sirop de miel, ℥ iv; huile de térébenthine, ʒ j.

## XXXVIII^e. Observation.

Névralgie sciatique chronique ; emploi infructueux des vésicatoires, des bains, de la résine de gayac et de l'opium. Administration du looch térébenthiné ; guérison le septième jour.

Le 17 février 1776, Donald Mac-Donald, âgé de quarante-quatre ans, se plaint d'une douleur qui prenant son point de départ à la région ischiatique du côté gauche, se propage par élancemens jusqu'au genou et au pied, et rend la marche tout-à-fait impossible; l'approche des temps pluvieux ou neigeux l'exaspère; peu intense lors des rémissions, la douleur devient très-vive quand le malade veut marcher, ou lors des paroxysmes, qui ont lieu tantôt le jour, tantôt la nuit. La peau ne présente aucun changement d'état; la jambe malade est cependant froide et paraît atrophiée, ce qui ne fut reconnu qu'à l'époque où le malade entra à l'hôpital; le pouls était alors à quatre-vingts pulsations. En vain on avait essayé, chez ce sujet, le vésicatoire, les bains, la décoction de sénéka, la résine de gayac et l'opium.

Le même jour on commença l'emploi du looch térébenthiné (1); son premier effet fut de faire

(1) Miel rosat, ℥ j ; huile de térébenthine, ʒ ij.

cesser l'appétit; il n'agit nullement comme diurétique. Le 18 février la douleur était moins forte, et le malade pouvait marcher; le 23, la sciatique était guérie. Il ne resta plus qu'un peu de sensibilité au genou et à la malléole, qui se dissipa par l'application de quelques moyens externes. (F. Home, *Expérience* V.)

Cette observation de Home, dans laquelle il s'agit d'une névralgie très-bien caractérisée, mais dont la durée n'est pas déterminée, fut parfaitement guérie en six jours au moyen de l'essence de térébenthine. Tout nous donne à penser que la maladie n'était pourtant pas très-récente, car Home rapporte dans cette histoire que le membre était atrophié, ce qui exigeait un temps assez considérable. Les différens médicamens employés, les bains dont on avait fait usage, l'application du vésicatoire, doivent pour le moins reporter cette sciatique à quelques mois, et, cependant, peu de jours suffirent à sa guérison. Home ne nous dit pas quels ont été les effets immédiats de la térébenthine; il ne nous parle ni de la chaleur du membre, ni de celle des entrailles; il note seulement que le malade perdit l'appétit, et que le médicament n'agit point comme diurétique. D'après cela, nous devons penser qu'ayant indiqué cette dernière circonstance et n'ayant point parlé de l'existence d'autres phénomènes, c'est que sans doute il n'en a point observé. Quoi qu'il en soit, la promptitude de la guérison et l'opiniâtreté de cette sciatique en font toujours une observation du plus haut intérêt.

## XXXIX<sup>e</sup>. Observation (1).

Névralgie sciatique chronique; paroxysmes violens; impossibilité de marcher; fièvre; insomnie; traitement antiphlogistique très-actif; emploi de la thridace, du sulfate de quinine et de nombreux vésicatoires sans aucun succès. Après huit mois de douleurs continuelles on administre l'huile de térébenthine; chaleur gastrique, guérison complète au bout de quelques jours.

Madame A***, âgée de quarante ans, bien réglée, ayant toujours joui d'une bonne santé, ressent, depuis le mois de février 1826, des douleurs violentes, caractérisées par des élancemens, précédés et accompagnés de fourmillemens, qui, se dirigeant de la partie droite et postérieure du bassin, se portent en dehors de l'articulation fémoro-tibiale droite, et s'étendent jusque sur le pied, où elles se terminent. Les circonstances commémoratives ne font rien connaître sur la cause appréciable de cette sciatique, dont les symptômes fonctionnels sont la douleur que j'ai signalée, son

(1) Cette observation, recueillie par M. Piorry, agrégé à la Faculté de Médecine, est extraite du IV<sup>e</sup>. vol. de la *Revue médicale*. Année 1826.

augmentation par le moindre mouvement, et bientôt après l'impossibilité de marcher. Les signes physiques sont à-peu-près nuls : point de chaleur, de rougeur, de tumeur sur le trajet du nerf; mais le diagnostic peut être établi d'une manière à-peu-près certaine, car la nature de la douleur est, d'après les renseignemens fournis par madame A***, absolument semblable à celle que l'on éprouve lorsque le nerf cubital est comprimé par un corps dur.

Du reste, les appareils digestif et respiratoire paraissent exempts de toute lésion. Une fièvre assez forte se fait sentir le soir, époque à laquelle les douleurs deviennent plus vives; pendant la nuit, une sueur abondante inonde la malade, qui est privée de sommeil; la menstruation s'opère avec régularité.

Cette série de symptômes continua pendant six mois, temps pendant lequel différens moyens furent employés. Comme je n'ai pas observé leur effet, je crois inutile de les mentionner. Ce n'est que le 6 du mois d'août que je fus appelé; les douleurs avaient alors acquis leur plus haut degré d'intensité, et la position de la malade devenait de plus en plus alarmante.

L'affection du nerf sciatique fut d'abord traitée comme s'il s'agissait d'une inflammation aiguë : quarante sangsues furent appliquées sur le trajet du nerf, un large et épais cataplasme recouvrit toute l'étendue du membre, des bains furent administrés, une diète sévère prescrite et observée, des boissons émollientes prodiguées. Un léger soulagement suivit l'emploi de ces moyens. Les sangsues en pareil nombre furent posées sur le même lieu une seconde et une troisième fois, et tout ce que je pus obtenir fut un peu de sommeil et un peu moins de douleurs. Il faut même avouer qu'après l'emploi de la dernière saignée locale les souffrances parurent augmenter plutôt que diminuer. J'avais depuis quelque temps employé la thridace avec succès dans des affections très-variées; constamment, dans les douleurs, j'avais obtenu du soulagement et un sommeil réparateur. Je la prescrivis donc à la dose de deux grains toutes les heures, tel que M. François le propose, seule et suspendue par de la poudre de réglisse. M. Caventou avait préparé le médicament, et j'étais en conséquence bien sûr d'avoir le suc de laitue, et non pas l'extrait aqueux de cette plante épaissi par l'évaporation. J'obtins encore du calme et du sommeil, mais bientôt la maladie reparut avec tous ses symptômes.

Une sorte de périodicité, que j'avais remarquée, les exacerbations qui avaient lieu le soir, me portèrent à tenter, le 26 septembre, l'emploi du sulfate de quinine à dose fébrifuge : je n'en obtins aucun effet avantageux, bien qu'il fût donné plusieurs fois de suite et avec toutes les précautions possibles.

Le 1er. septembre, un large vésicatoire fut placé sur la tête du péroné. Le lendemain, les douleurs étaient disparues; mais il restait un fourmillement désagréable. Le mieux être ne se soutint pas; les douleurs reparurent trois jours après, et un nouveau vésicatoire ne fit plus que les soulager. D'autres vésicatoires furent placés sans plus d'avantage sur la partie externe de la hanche et de la cuisse. Madame A*** se désespérait.

Je proposai, le 15 septembre, l'usage de l'essence de térébenthine à la dose et de la manière prescrites par M. Martinet. J'eus d'abord de la peine à y décider la malade; mais elle entendit parler par ses connaissances de plusieurs cas où ce médicament avait fait disparaître des sciatiques rebelles à tout autre. Je prescrivis donc une potion dans laquelle l'huile de térébenthine était suspendue par un jaune d'œuf dans quelques onces d'eau et de sirop. La dose fut d'un gros pris trois fois par jour.

La térébenthine produisit de la chaleur à l'épigastre, mais ne fut pas vomie le premier jour, ce qui eut lieu, cependant, le lendemain, et ce qui nous força à ne la donner que le matin et le soir. Le médicament, au rapport de la malade, resta fort long-temps dans l'estomac, et l'appétit devint moins vif qu'il ne l'avait été.

Le lendemain, les douleurs étaient calmées, et, quatre jours après l'usage continu de l'essence de térébenthine, il ne resta plus que des fourmillemens très-faibles, qui disparurent les jours suivans. La malade se croyant guérie, et marchant dans son appartement (ce que depuis long-temps elle ne pouvait plus faire), cessa l'emploi du remède. Les douleurs reparurent quoique faiblement; le médicament fut repris pendant quelques jours encore, et les accidens se dissipèrent complètement. Depuis le 28 septembre il n'y a aucune réapparition de la maladie.

Cette observation est d'autant plus probante en faveur de l'essence de térébenthine que la méthode antiphlogistique locale qui réussit souvent d'une manière remarquable et en fort peu de temps, a complètement échoué ici; que l'application plusieurs fois réitérée des vésicatoires n'a pas été plus avantageuse, tandis que l'emploi du looch a réussi aussi promptement que sûrement à détruire cette névralgie.

M. Piorry fait suivre son observation des réflexions suivantes : « Je ferai remarquer que l'emploi de l'essence de térébenthine n'a produit d'autres symptômes gastriques qu'un défaut d'appétit pendant quelques jours, une sensation de chaleur, un poids à l'estomac, et une fois seulement le vomissement; qu'enfin, il n'y a pas eu de diarrhée. Si donc c'est par une gastro-entérite, ajoute-t-il, que l'on a guéri cette sciatique, il faut avouer que la maladie gastro-intestinale que l'on produit, est bien moins grave que l'affection du nerf fémoro-poplité. »

## XLe. Observation.

Névralgie sciatique, poplitée interne et externe, chronique; usage des frictions, des fumigations sulfureuses et des lavemens purgatifs sans le moindre succès; progrès immense de la maladie; état de marasme; fièvre hectique; paroxysmes violens la nuit. Administration du looch térébenthiné; guérison le vingt-huitième jour.

Madame B***, âgée de quarante-huit ans, d'un tempérament bilieux, bien réglée, souffrait d'une douleur sciatique depuis le mois d'octobre 1815. Les douleurs avaient commencé par la région lombaire, puis s'étaient successivement propagées à la hanche, à la partie postérieure de la cuisse, au mollet et à la plante du pied. Intermittentes dans le principe, elles devinrent ensuite continues; enfin elles augmentèrent au point d'empêcher la malade de marcher. Les frictions de toute espèce, les fumigations sulfureuses, les lavemens purgatifs furent tour-à-tour employés inutilement. La maladie fit de si grands progrès, que madame B*** fut obligée de garder le lit depuis le mois de mai jusqu'au mois de juillet 1816. Elle était alors dans l'état suivant : des douleurs atroces et lancinantes se faisaient ressentir depuis la hanche gauche jusqu'à la plante du pied; quelquefois ces douleurs se concentraient sur la tête du péroné, le mollet et la partie inférieure ou externe de la jambe; c'était principalement la nuit qu'elles sévissaient avec le plus de violence. La malade ne pouvait se mouvoir ni se lever seule; elle était ployée en deux et comme contrefaite; depuis plusieurs mois elle avait complètement perdu le sommeil ; elle n'avait pas de fièvre; mais lors des paroxysmes, le pouls prenait un peu de fréquence et la transpiration était augmentée. Madame B*** maigrissait à vue d'œil, elle n'avait plus d'appétit; cependant le membre n'offrait rien d'apparent. Le 9 juillet, elle fut mise à l'usage du miel térébenthiné, à la dose d'un gros sur une once de miel : ce ne fut que le septième jour qu'elle commença à en éprouver quelques effets; les douleurs diminuèrent, le membre malade devint le siége d'une chaleur assez marquée, les paroxysmes s'éloignèrent successivement et le sommeil se rétablit; bientôt madame B*** put se lever seule et marcher à l'aide d'une canne. La dose de l'essence ayant été augmentée graduellement, se trouvait, le 1er. août, portée à ℥ jj ß sur autant de miel rosat. Dès-lors, les douleurs ne se firent plus que faiblement sentir et à des intervalles éloignés. Le 6 août, la malade avait repris sa rectitude naturelle; elle faisait de longues courses dans Paris, et était parfaitement guérie, à cela près d'un très-léger engourdissement de la cuisse, qui fit prolonger le traitement de quelques jours, et qui céda entièrement au milieu d'août. Madame B*** n'a point éprouvé de rechute.

Voici un fait qui prouve que, quelque longue et quelque violente que soit la sciatique, on peut encore espérer de la guérir, pourvu que les douleurs aient franchement le caractère névralgique dont nous avons parlé plus haut.

Madame B*** était réduite à garder le lit, le marasme faisait tous les jours des progrès; la fièvre hectique consumait un reste de forces que la douleur avait profondément altérées, tous les traitemens employés avaient été infructueux, et cependant l'essence de térébenthine, donnée d'abord à faible dose, puis portée le vingt-unième jour à deux onces et demie, dissipe graduellement les accidens, et amène la cessation complète de la maladie dans le courant d'août.

Cette observation nous présente encore une circonstance qui milite en faveur de l'huile de térébenthine et qui démontre jusqu'à l'évidence que c'est à elle seule qu'il faut attribuer les heureux changemens survenus depuis son emploi ; c'est son défaut complet d'action pendant les six premiers jours. En effet, ce n'est que le septième que ce médicament commence à développer dans le membre douloureux cette sensation de chaleur qui est aujourd'hui, pour nous, un garant presque certain du succès. On trouvera un cas à-peu-près semblable à la X^e. *Observation*, pag. 19.

Les effets directs de l'huile de térébenthine se bornèrent à quelques nausées, les premiers jours de son usage où elle ne fut administrée qu'à un gros, et à un peu de diarrhée sur la fin, où la malade en prenait cependant deux onces et demie par looch, c'est-à-dire six gros par jour.

## XLI^e. Observation (1).

Névralgie fémoro-prétibiale, chronique ; paroxysmes la nuit. Emploi infructueux d'un grand nombre de moyens. Après plus de trois mois de maladie, administration de l'huile de térébenthine à l'intérieur et à l'extérieur ; guérison le sixième jour de ce traitement.

Madame N***, âgée de vingt-cinq ans, d'un tempérament nervoso-sanguin, éprouvait de-

(1) Cette observation a été envoyée à l'Athénée de Médecine par M. Ledain, et se trouve dans le tome LXIV^e. de la *Bibliothèque médicale*, pag. 80.

puis quelques mois une douleur vive à la partie inférieure et interne de la jambe droite. Cette douleur était beaucoup plus intense la nuit que le jour, et augmentait par la chaleur du lit. La jambe n'était le siége d'aucun gonflement. Beaucoup de moyens avaient été employés et en vain. Le 1er. janvier 1821, je conseillai l'usage des linimens opiacés; mais la douleur, qui jusque-là s'était bornée à la face interne et inférieure de la jambe, s'étendit jusqu'à la hanche en suivant le trajet du nerf prétibial. Les souffrances devinrent plus aiguës, particulièrement la nuit. Alors j'ordonnai (c'était vers le 22 janvier) d'entretenir une chaleur constante sur le membre affecté, en le couvrant de flanelle, et de pratiquer sur les parties douloureuses des frictions avec un liniment dans lequel entrait l'huile de térébenthine (1), en ayant le soin de maintenir la jambe le plus près du feu possible. Je recommandai de réitérer ces frictions deux fois par jour.

Je prescrivis aussi un électuaire d'huile de térébenthine, deux onces, incorporées dans une

(1) ♃ Extrait gommeux d'opium. . . . . . . . ℥ j.
Savon blanc. . . . . . . . . . . . . . . . . ℥ j ß.
Alcool rectifié. . . . . . . . . . . . . . . ʒ vj.
Camphre. . . . . . . . . . . . . . . . . . ʒ j.
Huile de térébenthine. . . . . . . . . . . ʒ ij.

livre de miel de Narbonne. La malade devait prendre, le premier jour, une once et demie de cet électuaire, en trois doses, à quatre heures d'intervalles. Le deuxième jour j'en ordonnai deux; le troisième, trois, et les jours suivans quatre. Pendant tout le cours de ce traitement je recommandai d'éviter soigneusement le froid et l'humidité et de favoriser la transpiration en prenant le soir une infusion chaude de fleurs de sureau.

Ces moyens furent exactement suivis : leur effet ne fut pas douteux. Le quatrième jour madame N*** était beaucoup mieux. Le sixième, les douleurs avaient complètement cessé. Le mari m'écrivait quinze jours après, « que son épouse avait vaincu sa répugnance pour les remèdes désagréables que je lui avais prescris, par le désir qu'elle avait de guérir. » Il se félicitait d'une guérison aussi prompte, et à laquelle il avait encore de la peine à croire. J'ai reçu, depuis, des nouvelles de cette dame; ses douleurs n'ont point reparu.

Nous terminerons cette série d'observations de névralgies chroniques et opiniâtres, guéries en peu de jours à l'aide de l'huile de térébenthine, par l'histoire d'une femme que nous avons soignée en 1814, à l'Hôtel-Dieu.

## XLIIe. Observation.

Névralgie sciatique poplitée externe, chronique ; paroxysmes le soir et la nuit. Administration du looch térébenthiné après deux mois de maladie ; chaleur le long du membre douloureux ; guérison le sixième jour de ce traitement.

Une femme de quarante-cinq ans souffrait depuis deux mois d'une douleur qui s'étendait de la région ischiatique droite en cotoyant la face postérieure de la cuisse, à la partie supérieure et externe de la jambe, puis descendait le long de son bord péronier jusqu'à la malléole. La marche était complètement impossible. La pression, lors des rémissions, ne provoquait aucune douleur ; les paroxysmes se faisaient particulièrement sentir le soir et la nuit, époque pendant laquelle le membre malade devenait le siége d'élancemens qui irradiaient de l'ischion à la partie inférieure de la jambe. Le 15 juillet 1814, cette femme fut soumise au traitement par le looch térébenthiné (1). Elle en prit trois cuillerées par jour : elle se trouvait dans les meilleures conditions possibles, n'étant point malade du reste, et ayant très-bon appétit. Le lendemain, elle commença à éprouver une chaleur assez forte le long de la cuisse et de la jambe douloureuse, chaleur qui

(1) Huile de térébenthine, ʒ ij ; miel rosat, ℥ iv.

fut suivie de soulagement. Malgré le dégoût que provoquait ce médicament, elle continua cependant son usage avec assiduité, sentant la douleur diminuer de jour en jour. Le 20 juillet, elle ne souffrait plus, marchait facilement et sans se fatiguer. Il n'y eut point de rechute.

Nous renvoyons le lecteur, pour les autres cas de névralgies chroniques guéries par le même médicament, aux observations 2e, 3e, 7e, 9e, 10e, 11e, 12e, 13e, 19e, 23e, 25e et 29e.

Voyons actuellement si le traitement des névralgies des membres par l'huile de térébenthine présente les mêmes avantages lorsque ces maladies sont aiguës, et si ce médicament doit alors être préféré aux vésicatoires.

## XLIIIe. Observation.

Névralgie sciatique poplitée externe, aiguë. Le sixième jour de la maladie, administration de l'huile de térébenthine à l'intérieur et en frictions; guérison parfaite après dix jours de traitement; conservation de l'appétit.

François, âgé de trente-huit ans, peintre en bâtimens, jouissant habituellement d'une bonne santé, ayant été pris, dès le 6 février 1820, de douleurs lombaires, qui s'accrurent considérablement par la marche, fut forcé de quitter son travail. Le 13 février, les douleurs quittèrent les lombes et se fixèrent le long de la cuisse avec une intensité telle, qu'elles le privaient du sommeil et lui arrachaient des cris continuels. Le 21 février, il était dans l'état suivant : toutes les fonctions s'exerçaient parfaitement bien, mais la région lombaire était le siége de douleurs violentes qui se répandaient à la fesse, à la partie postérieure de la cuisse, puis s'étendaient au mollet et au côté externe de la jambe jusqu'à la malléole. Leur nature consistait dans des élancemens subits très-vifs, revenant à des époques irrégulières, par le moindre mouvement et par la cause la plus légère ; ces irradiations douloureuses suivaient le trajet du nerf sciatique indiqué plus haut. La cuisse et la jambe ne présentaient à l'extérieur aucun changement appréciable ; la pression du membre était complètement indolente. Les fonctions digestives étant dans un état parfait, on prescrivit, le 21, deux cuillerées du looch térébenthiné (1). Le 23, les douleurs continuent à un haut degré ; on ajoute à ce traitement des frictions le long du membre avec l'essence et le laudanum. Du 23 au 29 diminution successive des douleurs, retour du sommeil, possibilité de marcher avec facilité, bon appétit ; continuation du même traitement. Du 29 février au 6 mars, cessation complète des douleurs ; guérison.

(1) Huile de térébenthine, ʒ ij ; miel rosat, ℥ iv.

## XLIV^e. Observation (1).

Névralgie sciatique aiguë, excessivement violente. Emploi du looch térébenthiné ; soulagement dès le premier jour, quoiqu'il ne donne lieu ni à de la sueur, ni à des selles, ni à aucune augmentation des urines ; dose plus considérable ; agitation ; chaleur gastrique ; sueurs ; guérison le second jour de ce traitement.

Le nommé Poidevin, fabricant de vermicelle, âgé de cinquante ans, d'une constitution athlétique, habitué à travailler dans une espèce d'étuve dont il sortait souvent en sueur pour aller porter des fardeaux très-lourds dans différentes maisons de Paris, sujet, par conséquent, à éprouver des alternatives de froid et de chaud, se fit inscrire au deuxième dispensaire de la Société philanthropique, pour être traité d'une sciatique.

Comme il ne pouvait se rendre aux consultations, j'allai le visiter dans son domicile. A mon arrivée je le trouvai couché, jetant des cris perçans et se plaignant d'une douleur violente dans la direction du nerf sciatique, douleur qui, selon lui, était le résultat d'un refroidissement qu'il avait éprouvé plusieurs jours auparavant.

Cette douleur avait commencé derrière la fesse gauche, vis-à-vis l'échancrure ischiatique, et,

(1) Cette observation fait partie du mémoire de M. de Larroque.

de là, s'était répandue, en moins de vingt-quatre heures, à la plante du pied en suivant exactement le trajet du nerf fémoro-poplité. Cette douleur était pulsative et déchirante vers le tiers supérieur et externe de la jambe, tandis qu'elle avait le caractère formicant dans le reste du membre, surtout à la plante du pied; si elle offrait quelque rémission, c'était plutôt quand le malade avait la jambe découverte que lorsqu'il la tenait chaudement dans le lit : quoique cette douleur n'occupât pas, dans tout le membre, plus d'un travers de doigt en largeur, cependant la station était impossible, et les plus petits mouvemens étaient excessivement difficiles. Dans le pied, elle se faisait sentir vers le tiers externe et moyen de sa face plantaire; de là elle semblait se répandre sur les côtés des doigts, à l'exception du petit orteil; mais bien que les souffrances fussent atroces et presque intolérables, le pouls était calme et la chaleur de la peau comme dans l'état naturel. Les diverses fonctions ne paraissaient nullement altérées; seulement, depuis que le malade était alité, il n'allait point à la garderobe.

C'est dans cette situation qu'on commença l'emploi de la potion térébenthinée (1) à la dose

(1) Sirop de miel, ℥ iv; huile de térébenthine, ʒ ij.

de quatre cuillerées dans l'espace de vingt-quatre heures.

Le premier jour elle passa sans difficulté et sans produire ni sueurs ni selles. Les urines donnèrent une odeur de violette très-remarquable et ne furent pas plus abondantes qu'à l'ordinaire; ce même jour le malade fut très-soulagé : il passa une nuit assez tranquille et dormit deux heures.

Le deuxième jour, la dose du looch fut portée à six cuillerées; il passa difficilement, produisit une grande agitation, de la chaleur à l'estomac, de la fièvre et un accroissement des douleurs névralgiques; mais vers les six heures du soir il survint une sueur copieuse, qui dura toute la nuit et amena un calme parfait.

Le lendemain, à dix heures, je trouvai le malade hors de son lit et se promenant dans la chambre : il boitait encore un peu, non par l'effet des douleurs, mais bien parce qu'il craignait, comme à l'ordinaire, de les renouveler en marchant. Je lui conseillai de prendre encore quelques cuillerées de la potion, en lui faisant observer que de cette manière il éviterait une récidive. Il ne voulut point obéir à ce conseil, sous prétexte que ce médicament l'avait trop agité la veille; il me promit seulement de revenir à son usage, si la névralgie donnait encore des signes de son existence. Comme elle ne s'était pas reproduite dix jours après la crise, je fis rayer Poidevin du dispensaire. Je l'ai vu une fois depuis cette époque; il m'a dit jouir d'une santé parfaite.

Si nous ne craignions de répéter ce que nous avons dit maintes et maintes fois, nous ferions remarquer ici que le soulagement qui suivit la première administration de l'huile de térébenthine ne s'accompagna d'aucun des effets auxquels on pourrait être tenté d'attribuer son efficacité, l'augmentation des selles, des urines ou des sueurs; que le second jour de son emploi, lorsque sa dose fut augmentée, la chaleur de l'estomac et l'agitation générale qui en furent la suite coïncidèrent au contraire avec une exaltation dans les douleurs; et que ce ne fut que le soir de ce même jour qu'une sueur s'établit et que la sciatique se dissipa entièrement. Relativement à cette sueur, nous observerons que, très-souvent, dans les rhumatismes articulaires aigus, traités par l'huile de térébenthine, il arrive, ainsi que nous avons eu fréquemment l'occasion de le constater à l'Hôtel-Dieu, que les douleurs, bien loin de diminuer, prennent un nouvel accroissement, quoique la transpiration devienne cependant fort abondante; ce qui nous porte à regarder l'augmentation de cette sécrétion, non pas comme la cause de la disparition des douleurs névralgiques ou rhumatismales, mais bien comme un pur effet de la surexcitation produite par l'huile de térébenthine sur l'économie, en un mot, comme une simple coïncidence.

## XLV<sup>e</sup>. Observation (1).

Névralgie sciatique datant de quelques jours; emploi de la saignée et des sangsues; point de soulagement. Administration du looch térébenthiné; chaleur dans l'estomac et le long du membre douloureux; guérison le douzième jour.

Le sieur Laruelle, pépiniériste, âgé de quarante-un ans, demeurant à Ecouen, d'un tempérament sanguin, d'une bonne constitution, fut saisi tout-à-coup, au mois de janvier 1824, et sans cause apparente, d'une forte douleur dans toute la partie latérale externe de l'extrémité inférieure gauche; cette douleur, qui s'étendait jusqu'à la plante du pied, s'accompagnait d'une immobilité de la cuisse; le pouls était plein et fréquent, la langue sèche et rouge vers sa pointe: il eut trois accès dans la journée. La nuit fut mauvaise, point de sommeil; accès plus longs; douleurs plus lancinantes.

Deuxième jour, même état. Saignée locale; vingt-cinq sangsues sur les points douloureux; eau d'orge édulcorée avec sirop de guimauve; deux demi-lavemens; diète.

(1) Extraite du Mémoire de M. Dufaur. *Revue médic.* (*loc. cit.*)

Troisième jour, langue humide; pouls moins fort, mais plus souple que la veille; même intensité dans les paroxysmes; constipation; le moindre mouvement provoque des douleurs violentes. Boisson nitrée; lavemens. Deux selles, point de soulagement. Quatrième et cinquième jours, mêmes souffrances.

Le sixième jour, prescription du looch térébenthiné (1), trois cuillerées dans la journée; rien de particulier.

Septième jour, à la cinquième cuillerée le malade éprouve à la gorge, à l'estomac et dans tout le membre affecté, un sentiment de chaleur brûlante qui dure plusieurs heures. Vers le soir, les douleurs sont moins fortes; nuit passable, trois heures de sommeil.

Huitième jour, le malade marche avec des béquilles et fait quelques tours dans sa chambre; point d'accès; peu de douleurs; fourmillement et engourdissement de la jambe. Les neuvième et dixième jours, soulagement plus marqué.

Le onzième et le douzième, le sieur Laruelle marche sans béquilles; la convalescence s'établit, l'appétit revient; enfin, le dix-neuvième jour, il reprend ses occupations.

(1) Miel rosat, ℥ iv; huile de térébenthine, ʒ ij; laudanum, ʒ ß.

## XLVI^e. Observation (1).

Névralgie sciatique, aiguë, accompagnée de flexion du membre, mais ne datant que de peu de jours. Emploi du looch térébenthiné ; point de selles ; nulle augmentation de la transpiration et des urines ; guérison le huitième jour.

Madame Oudart, demeurant rue Salle-au-Comte, âgée de quarante-six ans, d'un tempérament sanguin, d'une forte constitution, et jouissant habituellement d'une très-bonne santé, vint me consulter au dispensaire le 15 octobre 1822.

Elle me raconta que, l'année précédente, elle avait éprouvé, après une contrariété, une perte utérine abondante, qui avait duré sept jours, et qui s'arrêta à l'aide du repos et d'un régime rafraîchissant.

Au mois de juillet de l'année suivante, nouvelle perte sans cause connue, qui se dissipa dans le même espace de temps et par les mêmes moyens: depuis ce moment jusqu'au mois d'octobre, la santé de madame Oudart fut parfaite; mais à cette époque il lui survint des douleurs lombaires assez vives, qui cessèrent au bout de peu de jours, et furent remplacées par une autre

(1) Communiquée par M. de Larroque.

douleur ayant son siége derrière la fesse et vis-à-vis l'échancrure ischiatique ; en peu d'instans elle se répandit sur la face latérale de la cuisse et de la jambe droites; le soir elle avait envahi la plante du pied et les extrémités des doigts, où la malade ressentait une formication extrêmement incommode. Dans la fesse et le tiers supérieur de la cuisse cette douleur était déchirante et pulsative, tandis que vers la partie moyenne du même membre elle était brûlante.

Une circonstance assez particulière, que je n'ai observée jusqu'à présent que chez un seul malade, me frappa chez celle-ci, c'est qu'à partir du milieu de la cuisse jusqu'à la malléole externe madame Oudart éprouvait la sensation d'un liquide très-chaud, coulant comme dans un tube inerte. Mais, indépendamment de ce symptôme, elle en éprouvait un autre qui n'est pas ordinaire aux personnes affectées de névralgie fémoro-poplitée; je veux parler d'une flexion forcée de la jambe, flexion qui paraissait résulter du spasme des muscles postérieurs de la cuisse (1).

Quoi qu'il en soit, il résulte du rapport de la malade, que ces phénomènes morbides étaient constans depuis l'époque de l'apparition de la

(1) Home fait mention, dans le mémoire ci-dessus indiqué, d'un fait à-peu-près semblable.

sciatique; mais que tous les soirs, et surtout lorsque madame Oudart était un peu échauffée par le lit, ils devenaient plus intenses et l'empêchaient de se livrer au sommeil.

Jamais la malade n'a éprouvé de mouvement fébrile quelles qu'aient été ses souffrances; elle vaquait même à ses affaires de ménage.

Enfin, le 15 octobre, elle vint au deuxième dispensaire de la Société philanthropique pour consulter. Comme la maladie fut reconnue de suite, je n'hésitai pas à lui conseiller l'usage de la mixture térébenthinée (1).

A peine en eut-elle pris deux cuillerées que les symptômes névralgiques perdirent beaucoup de leur violence. Cependant les souffrances se réveillèrent pendant la nuit, mais avec moins de force qu'à l'ordinaire; la malade put même jouir de plusieurs heures de sommeil, ce qui n'avait pas eu lieu depuis l'apparition de la sciatique. Il ne survint ni selles ni sueurs; les urines ne furent pas plus abondantes que de coutume; elles sentaient fortement la violette, et leur excrétion était accompagnée d'un peu de dysurie, phénomène que j'ai observé chez une autre personne.

Le 16, la malade prit, d'après ma recommandation, cinq cuillerées de la mixture: le

(1) Sirop de miel, ℥ iv; huile de térébenthine, ʒ ij.

mieux fut plus marqué que la veille; la nuit fut bonne; il y eut du sommeil.

Le 17, les douleurs furent à peine sensibles dans le jour; mais, dans la nuit, elles furent assez fortes pendant une heure et demie à deux heures.

Le 18, peu de souffrances le jour et la nuit. La malade ne prend pas la potion parce qu'elle fatigue l'estomac.

Le 19, même état; madame O*** reprend l'usage du médicament et le continue jusqu'au 22 octobre, époque où la névralgie disparaît tout-à-fait pour ne plus se reproduire.

## XLVII^e. OBSERVATION.

Névralgie sciatique aiguë. Administration du looch térébenthiné; urines, transpiration augmentées; vive chaleur le long du nerf sciatique; guérison le sixième jour de ce traitement.

Madame C***, âgée de trente ans, avait éprouvé, il y a cinq mois, une douleur dans la cuisse gauche, qui, ayant cessé le lendemain, fit place à un rhumatisme de l'articulation huméro-cubitale; celui-ci se dissipa au bout de plusieurs mois, et fut remplacé par une douleur occupant le trajet du nerf sciatique, laquelle céda quelque temps pour reparaître ensuite avec plus de violence. Cette douleur n'augmentait ni par le froid ni par la chaleur; elle donnait la sensation d'une pesanteur avec engourdissement de toute la cuisse. La malade ayant été saignée, n'en éprouva aucun soulagement; alors elle fut mise au traitement par la térébenthine (1). Les urines et les sueurs furent augmentées; une forte chaleur se répandit le long du nerf sciatique, et la douleur diminua considérablement. On fit les jours suivans des frictions avec cette huile sur toute la surface du membre; et le sixième, Madame C*** était parfaitement guérie.

## XLVIII^e. Observation (2).

Névralgie sciatique aiguë; emploi du looch térébenthiné le septième jour de la maladie; prurit; chaleur le long du membre douloureux; guérison en quelques jours.

La femme Sauvage, de Villers-le-Bel, âgée de quarante-sept ans, éprouva, dans le mois de février 1824, une douleur pongitive à la partie supérieure et externe de la cuisse droite. M'ayant fait demander, je la trouvai souffrante et dans l'impossibilité de se mouvoir, particulièrement du membre malade. Elle avait éprouvé cinq accès de douleurs dans les vingt-quatre heures;

(1) Miel rosat, ℥ iv; huile de térébenthine, ʒ ij.

(2) Recueillie par M. Dufaur. *Revue médicale.* (*loc. cit.*)

elle ne pouvait se livrer au sommeil; elle avait une fièvre très-forte. Ces douleurs parcouraient toute l'étendue du nerf sciatique, et s'accompagnaient d'engourdissement dans toute l'extrémité; elles étaient permanentes au pied; les urines étaient rares; il existait de la constipation. Infusion de chicorée, lavemens, diète.

Troisième, quatrième et cinquième jours, point de changement. Sixième jour, urines abondantes, trois selles.

Septième jour, looch térébenthiné (1), avec addition de laudanum; point de changement dans les souffrances. Huitième jour, vers le soir, prurit et chaleur dans tout le membre; picotement à la gorge; aigreur d'estomac; deux accès dans la nuit, un peu de sommeil. Neuvième jour, la malade fait quelques tours dans sa chambre sans éprouver presque aucune douleur; fourmillemens plus incommodes.

Le dixième et le onzième jour, mouvemens libres; convalescence.

Pendant plusieurs jours la malade conserva une perte d'appétit, qui se dissipa cependant d'elle-même; il n'y a point eu de rechute depuis le 1er. juillet jusqu'à ce jour.

(1) Huile de térébenthine, ʒ ij; miel rosat, ℥ iv; laudanum de Sydenham, ℈ j.

## XLIX^e. Observation.

Névralgie sciatique poplitée interne, aiguë, avec impossibilité de marcher; paroxysmes violens. Administration du looch térébenthiné après plus d'un mois de maladie; par méprise, dose trop forte du médicament; chaleur vive le long du canal digestif et dans le trajet du nerf douloureux; vomissemens; guérison le sixième jour de ce traitement.

Baudouin, âgé de cinquante ans, exposé par son état à l'humidité, à des refroidissemens subits et à de grandes fatigues, n'ayant jamais eu de rhumatisme, est pris, dans les premiers jours de janvier 1819, d'une légère douleur dans le mollet : bientôt cette douleur augmente et s'étend le long du membre, de telle sorte que le cinquième jour elle irradiait du jarret à l'échancrure ischiatique en longeant la face postérieure de la cuisse et la région lombaire du côté droit; puis elle descendait sur la face postérieure et médiane de la jambe, suivait le tendon d'Achille, passait sous la plante du pied et venait aboutir au gros orteil. Voici quels étaient les caractères de cette douleur : continue pendant le jour, elle offrait de fréquens paroxysmes la nuit, et alors elle consistait dans une sensation de déchirement et de fortes rétractions dans le mollet, avec élancemens, picotemens, fourmillemens et froid glacial, partant de la région ischiatique et parcourant tout le trajet du nerf. La pression de la cuisse était douloureuse, quoiqu'il n'y eût cependant aucune trace de rougeur ou de gonflement à la peau; la chaleur apportait du soulagement, le froid ne produisait aucun effet sensible. Tel est l'état que présentait Beaudouin pendant le cours du mois de janvier.

Le 9 février, étant dans l'impossibilité complète de marcher, il entra à l'Hôtel-Dieu. Le 10, on lui prescrivit le looch térébenthiné (1), à prendre par cuillerée, trois par jour. En ayant pris, par mégarde, quatre cuillerées en une fois, il ressentit, une demi-heure environ après l'ingestion de ce médicament, une vive chaleur dans le trajet du nerf sciatique douloureux, sans en éprouver la moindre dans le membre sain. Une chaleur semblable se fit sentir dans la gorge, l'estomac et le ventre; elle provoqua même des vomissemens et des borborygmes, mais sans colique. Le lendemain, dans un paroxysme qui dura un quart-d'heure, la douleur se dissipa. Cependant Beaudouin continua le looch térébenthiné jusqu'au 15 février. La marche redevint facile, et un léger sentiment de douleur qui avait persisté cessa entièrement. Le 16, la guérison

(1) Huile de térébenthine, ʒ ij ; miel rosat, ℥ iv.

était complète, et vers la fin du mois cet homme sortit de l'hôpital.

Dans cette observation nous trouvons les caractères francs d'une névralgie fémoro-poplitée, et ces caractères sont parfaitement dessinés. La maladie ne datant encore que de quelques semaines, l'on pouvait et l'on devait espérer une guérison assez facile : en effet, dès le second jour du traitement par le looch térébenthiné, la douleur, dont la violence semblait annoncer plus d'opiniâtreté, se termine brusquement.

D'une autre part, nous observons chez ce malade qu'après avoir pris en une seule fois quatre cuillerées du looch, il n'en résulta d'autre effet qu'une vive chaleur à la gorge et dans l'estomac, et quelques vomissemens, qui ne persistèrent pas et même n'entraînèrent aucune espèce d'accident, quoique cependant le traitement qui les avait fait naître fût encore continué pendant plusieurs jours.

Baudouin ressentit, dès la première cuillerée du looch, la chaleur dont nous avons déjà parlé se répandre dans le membre malade : cette sensation, que nous regardions déjà, et avec raison, comme d'un augure favorable, surtout lorsqu'elle s'accompagnait d'une diminution de la douleur, nous fit pronostiquer une issue avantageuse, laquelle ne tarda guères à se confirmer.

Voudrait-on ici avancer, parce que la cessation de la douleur fut brusque, qu'elle n'a pas été le résultat du traitement employé? Mais la dose du médicament, quatre cuillerées en une fois, les effets directs qui en furent la suite, l'expérience qui démontre tous les jours la ténacité de ce genre de maladie, enfin les succès nombreux et presque constans de ce mode de traitement dans des cas semblables, sont des raisons plus que suffisantes pour admettre que c'est à l'emploi de l'huile de térébenthine que Baudouin dut sa guérison. Nous ajouterons même qu'il est beaucoup moins rare de voir les névralgies des membres céder en un ou deux jours à ce médicament, que d'observer le fait opposé, c'est-à-dire de les voir résister pendant un long laps de temps; nous n'en connaissons qu'un seul exemple, que nous empruntons à M. Piron.

## L^e. Observation (1).

Névralgie sciatique aiguë ayant résisté à de nombreux moyens. Le vingtième jour de la maladie administration de l'huile de térébenthine; cessation de la douleur au bout de quarante-cinq jours seulement de l'emploi de ce médicament.

Un garçon boulanger, âgé de trente-six ans, avait été atteint trois fois depuis six ans de dou-

(1) Cette observation se trouve dans le rapport de la Société philanthropique. Année 1823.

leurs ayant leur siége dans le nerf sciatique : il y avait vingt jours qu'il souffrait violemment, lorsqu'il fut inscrit au premier dispensaire : on avait mis en œuvre tous les moyens indiqués sans aucun avantage. La maladie céda en quarante-cinq jours à l'usage de l'huile essentielle de térébenthine administrée d'abord à la dose de deux scrupules, et portée graduellement à celle de quatre gros et demi dans les vingt-quatre heures.

Chez la malade qui fait le sujet de l'observation suivante, et chez laquelle les douleurs étaient très-violentes, nous allons voir au contraire qu'il ne fallut que six jours pour les dissiper complètement.

## LIe. Observation (1).

Névralgie sciatique aiguë ; paroxysme la nuit ; marche très-difficile. Administration du looch térébenthiné ; plusieurs selles liquides ; strangurie passagère ; guérison le sixième jour de ce traitement.

Madame Audinet, âgée de cinquante ans, d'une bonne constitution, d'un tempérament sanguin, très-sensible aux diverses impressions morales, et sujette à des congestions vers la tête, ce qui l'oblige, tous les ans, à se faire tirer du sang à trois ou quatre reprises, me fit mander,

(1) Observation communiquée par M. de Larroque.

le 18 mars 1823, pour la soigner d'une névralgie sciatique. C'était dans l'été de l'année précédente qu'elle avait ressenti les premières atteintes de cette douleur, qui persista très-longtemps et dont elle ne se débarrassa que par des applications d'eau froide.

Cette fois, la maladie était fixée dans le membre droit, tandis qu'en 1822 c'était dans l'extrémité opposée. Le chagrin de se séparer d'un fils chéri, qui allait voyager pendant quelque temps en Hollande, fut regardé comme la cause de la reproduction de cette névralgie, dont les symptômes étaient à-peu-près semblables à ceux qui s'étaient développés l'été précédent. La douleur occupait tout le trajet du nerf fémoro-poplité, jusqu'au dessous du talon, où elle se faisait sentir plus vivement que partout ailleurs; elle s'étendait aussi à la face supérieure du pied et sur le tiers inférieur du tibia, partie qui avait été fracturée deux ans auparavant.

A partir du trou ischiatique jusqu'à cet endroit, la douleur était obtuse et accompagnée d'une sorte de formication à la peau; tandis que derrière la malléole externe, sous le talon, sur le pied et dans le tiers inférieur de la jambe elle était, au contraire, aiguë. La station était presque impossible, et avait toujours lieu sur la pointe du pied. Il n'existait pas de mouvement fébrile, et, cependant, le sommeil était nul pendant les nuits, vu que c'était le temps de l'exacerbation des douleurs; on ne pouvait les apaiser qu'en exposant le membre à l'air frais.

Je ne dois pas omettre de dire que madame Audinet éprouvait la sensation d'un liquide très-chaud qui paraissait se répandre du trou ischiatique jusqu'à la malléole externe; mais cette sensation, assez incommode d'ailleurs, ne se manifestait qu'à des intervalles à-peu-près réguliers.

C'est dans cet état que madame Audinet commença l'usage de la mixture térébenthinée (1) dont elle prit seulement deux cuillerées le premier jour. Elle dormit plusieurs heures dans la nuit et se sentit très-soulagée le lendemain; elle appuyait son pied avec plus de facilité et marchait un peu plus aisément.

Le deuxième jour, la dose de la mixture fut portée à quatre cuillerées, qui déterminèrent plusieurs selles liquides et de la strangurie. Les urines, rendues goutte à goutte, sentaient fortement la violette. Les symptômes névralgiques furent sensiblement apaisés, et la station devint plus aisée que la veille. La saveur du médicament, ou plutôt les rapports désagréables qu'il

(1) Sirop de miel, ℥ iv; huile de térébenthine, ʒ ij.

occasionait, et auxquels madame Audinet remédia plus tard en mâchant de l'écorce d'orange, furent ce qui incommoda davantage la malade.

Le troisième jour, la mixture fut prise à la même dose et avec un succès tellement marqué, que les douleurs cessèrent presque entièrement. Il y eut, comme le jour précédent, plusieurs selles liquides bilieuses.

Le quatrième jour, on administra la même quantité du looch, et cette fois il ne resta de la sciatique qu'un peu de sensibilité à l'endroit du tibia où la fracture avait eu lieu. Cependant la potion térébenthinée fut continuée encore pendant deux jours, à la dose de deux cuillerées, quoique la malade marchât avec autant de facilité qu'avant l'apparition de sa névralgie.

## LIIe. Observation (1).

Névralgie sciatique aiguë. Administration de l'huile de térébenthine à l'intérieur et en frictions; chaleur dans l'estomac et le long du membre douloureux; guérison au bout de quelques jours.

Célestin Crétan, ancien militaire, âgé d'environ trente-huit ans, journalier à Acheux, département de la Somme, sentit, au mois de fé-

(1) Communiquée par M Briet.

vrier 1827, une douleur qui allait croissant de jour en jour et le contraignit enfin de cesser son travail : il ne pouvait plus marcher. La douleur s'étendait de l'échancrure ischiatique, le long de la partie postérieure de la cuisse et le long du côté externe de la jambe, à la plante du pied; déjà elle commençait à être déchirante, et la nuit qui précéda la première administration du remède, Crétan n'avait pu goûter le repos. Je lui ordonnai le looch térébenthiné de M. Martinet (1) à la dose d'une cuillerée matin et soir, ainsi que des frictions avec cette huile sur le membre. Cette même nuit fut calme : il put dormir. Le lendemain Crétan marchait encore avec quelque difficulté; mais lorsqu'il ne se livrait à aucun mouvement il n'éprouvait plus de douleur. Au bout de trois ou quatre jours son état devint beaucoup plus satisfaisant, et bientôt il reprit ses travaux; mais comme son métier l'obligeait à se tenir continuellement debout, la jambe malade se fatiguait plus vite que l'autre. Cette fatigue fut cependant de courte durée.

La potion développait un peu de chaleur dans

(1) ℞ Jaune d'œuf. . . . . . . . . . . . . . . . . . n°. 1.
Huile de térébenthine. . . . . . . . . . . . . ʒ iij.
Sirop de menthe. . . . . . . . . . . . . . . ℥ ij.
—— de fleurs d'oranger. . . . . . . . . . . ℥ j.
Laudanum liquide de Sydenham. . . . . . . ʒ ß.

l'estomac. Le malade la sentait, disait-il, se porter vers la jambe souffrante, attaquer la douleur et la poursuivre jusque dans ses derniers retranchemens. Il voulait exprimer par là cette sensation de chaleur qui paralysait en quelque sorte ses souffrances; chaleur qui se propageait de haut en bas jusqu'à l'extrémité des orteils.

## LIIIe. Observation.

Névralgie fémoro-poplitée, aiguë. Administration du looch térébenthiné le huitième jour de la maladie; augmentation des urines; guérison le sixième jour de ce traitement.

Le 23 décembre 1774, la femme Hewart, âgée de soixante ans, fut prise d'une douleur violente dans l'articulation de la cuisse et dans la hanche du côté gauche: cette douleur, qui augmentait par la pression, par la chaleur du lit et par le moindre mouvement, se propageait le long de la cuisse jusqu'au pied. Le huitième jour, on lui administra le miel térébenthiné (1), lequel détermina des effets diurétiques. Le lendemain la malade était sensiblement soulagée. Le troisième jour du traitement, les douleurs se trouvaient presque nulles. Le sixième, la douleur sciatique était complètement dissipée, sauf vers les malléoles,

(1) Miel rosat, ℥ j; huile de térébenthine, ʒ ij.

où elle existait encore, mais à un bien faible degré. (F. Home, *Expérience* IV.)

Dans l'histoire que l'on va lire actuellement, laquelle a été recueillie cette année à l'Hôtel-Dieu, quoique la névralgie portât sur deux nerfs, le sciatique et le crural, la guérison ne se fit point attendre long-temps, et le douzième jour le malade put sortir de l'hôpital.

## LIV^e. Observation.

**Névralgie sciatique et crurale ne datant que de quelques jours. Emploi immédiat de l'huile de térébenthine; un peu de transpiration; quelques selles; chaleur le long du membre douloureux; guérison le douzième jour de ce traitement.**

Nicolas Mageot, âgé de cinquante-deux ans, broyeur de couleurs, habituellement exposé aux transitions brusques du froid et du chaud, avait déjà éprouvé, il y a quinze ans, des douleurs qui s'étendaient du bassin à la plante du pied; étant alors militaire, il fut envoyé aux eaux d'Aix-la-Chapelle qui le guérirent parfaitement.

A la fin de décembre 1827 il fut pris d'une douleur qui se fit sentir d'abord à l'épaule, puis se transporta, le 24 janvier 1828, dans la région des lombes et à la hanche, en suivant le trajet des nerfs sciatique et crural du côté droit.

Cette douleur était caractérisée par des élancemens violens dans la plante du pied, et par une sensation de froid le long de la cuisse et de la jambe; le sommeil devint impossible.

Le 26, on lui prescrit le looch térébenthiné (1), une cuillerée matin et soir, et une infusion de feuilles d'oranger. Le lendemain, on n'observe rien de particulier, sauf que le malade a un peu mieux reposé la nuit que la précédente. (Même traitement.)

Le 28, diminution des douleurs (même traitement); quelques coliques, deux selles; point de sueurs.

Le 29, une chaleur vive se répand dans tout le corps, mais sans être suivie de transpiration.

Le 30, les douleurs ont pris un peu plus d'intensité à la hanche et vers la sortie des nerfs sciatique et crural du côté droit; les mouvemens sont cependant beaucoup plus faciles; il existe aujourd'hui une transpiration générale assez abondante. (Continuation du looch.)

Le 31, la transpiration continue; le malade n'éprouve point de coliques.

Le 1er. février Mangeot commence à se lever. Les douleurs ont beaucoup diminué; les mouvemens sont assez faciles; point de transpiration;

(1) Miel rosat, ℥ iv; huile de térébenthine, ʒ ij; sirop diacode, ℥ j.

trois selles; bon état de la langue et des voies digestives.

Le 3 et le 4, le malade veut marcher sans bâton; une chaleur assez forte se fait sentir le long du membre douloureux.

Du 5 au 11, époque où la marche est complètement rétablie et les douleurs tout-à-fait dissipées, cet homme n'éprouve qu'une seule fois de la chaleur par tout le corps. Il eut quelques aigreurs d'estomac lorsqu'il commença la deuxième potion. A dater de ce jour, sa guérison fut assurée.

Le fait suivant, observé par M. Dufaur, est un nouvel exemple en faveur de l'administration de l'huile de térébenthine au début de la névralgie sciatique; aussi regardons-nous son emploi, à cette époque de la maladie, comme présentant pour le moins autant de chances de succès que le vésicatoire.

### LV^e. Observation.

Névralgie sciatique datant de quelques jours; emploi d'un liniment avec la teinture de cantharides; nul soulagement; usage du looch térébenthiné; guérison.

La femme Vincent, d'Ecouen, âgée de dix-neuf ans, d'une constitution lymphatique, marchande ambulante, reprit ses occupations un mois après une couche heureuse. Elle paraissait alors bien rétablie, seulement les lochies ne coulaient plus. Ayant été obligée de traverser une mare à pied, elle éprouva le soir même une douleur avec élancemens dans toute la partie externe et postérieure de l'extrémité inférieure gauche, et une gêne considérable dans les mouvemens.

Le deuxième jour, elle eut cinq accès de douleurs de deux heures chaque. On lui fit prendre une infusion de bourrache et de fleurs de guimauve avec du sirop de sucre; on prescrivit en outre deux lavemens et des frictions avec un liniment cantharidé. Le troisième, le quatrième et et le cinquième jours, il ne survint aucun changement.

Le sixième et le septième, emploi du looch térébenthiné (1); le huitième, mieux sensible; du neuvième au treizième continuation du mieux; la malade reprend ses occupations.

## LVI^e. Observation.

Névralgie sciatique aiguë. Emploi de l'huile de térébenthine à l'intérieur et en frictions; guérison au bout de quelques jours.

Alexandre Dupré, âgé de quarante-quatre ans, cultivateur à Béhent, département de la Somme, près Abbeville, était attaqué, depuis dix jours, d'une douleur qui naissait de l'échan-

(1) Miel rosat ℥ iv, huile de térébenthine ʒ jj.

crure sciatique gauche, parcourait le trajet du nerf de ce nom, et se propageait le long du bord péronier de la jambe jusqu'à la plante du pied. C'était au mois de février 1827.

Ce malade avait des accès assez violens; les douleurs étaient vives, lancinantes, se portaient rapidement, par irradiations, de haut en bas. Quelqu'un lui ayant conseillé de mettre sa jambe en contact avec des pains très-chauds, au moment où on les retire du four, et de l'y laisser le plus long-temps possible, Dupré, dans l'espoir d'un soulagement, endura une chaleur beaucoup trop forte; ses douleurs ne furent pas diminuées; seulement une légère inflammation s'ensuivit, ce qui exigea l'usage des cataplasmes émolliens. Ce fut alors qu'il prit le looch térébenthiné (1) à la dose d'une cuillerée à bouche le matin et d'une le soir : au bout de trois ou quatre jours il se sentit soulagé; cependant, comme parfois il souffrait encore un peu, et que l'inflammation de la peau avait entièrement disparu, on lui fit faire des frictions avec l'huile de térébenthine, lesquelles, en peu de temps, amenèrent la cessation complète de sa névralgie.

(1) ℞ Jaune d'œuf. . . . . . . . . . . . . . . . n°. 1.
Huile de térébenthine. . . . . . . . . . . ʒ iij.
Eau de fleurs d'oranger. . . . . . . . . . ℥ j.
Sirop de menthe. . . . . . . . . . . . . . ℥ ij.

La térébenthine, quoique administrée à l'intérieur, ne provoqua ni chaleur dans le ventre, ni augmentation de la transpiration, ni aucune évacuation alvine.

Telles sont les observations de névralgies sciatique et crurale aiguës, guéries par l'huile de térébenthine, que nous avons recueillies nous-même, ou qui nous ont été communiquées par divers praticiens. Nous allons terminer cet article par deux exemples de guérison obtenue dans des cas de névralgies brachiale et faciale également aiguës.

## LVIIe. Observation (1).

Névralgie brachiale existant depuis quelques jours; emploi de la saignée et des sangsues; point de soulagement. Usage du looch térébenthiné; chaleur dans l'estomac et le long du bras avec picotemens; guérison le troisième jour de ce traitement.

Madame Peraut d'Erivaux, âgée de cinquante-sept ans, habitant au Mesnil-Aubry, d'un tempérament sanguin, d'un embonpoint considérable, éprouva, dans le mois de décembre 1823, une violente douleur au bras droit et particulièrement dans l'articulation scapulo-humérale:

(1) Recueillie par M. Dufaur. *Revue médicale et Journal de Clinique.* (*loc. cit.*)

cette douleur irradiait jusqu'à la main et s'accompagnait d'une fièvre très-forte; la malade avait trois et quatre accès dans la journée; de plus, elle avait une toux quinteuse qui occasionait une émission involontaire des urines chaque fois qu'elle survenait; les mouvemens du bras étaient impossibles; il n'y avait point de sommeil.

Le deuxième jour de l'invasion, saignée locale, vingt sangsues sur la région douloureuse; cataplasme émollient; infusion de violette avec sirop de guimauve.

Le troisième jour, point de changement dans l'état de la malade: quinze sangsues; même boisson, looch pectoral; lavement.

Quatrième et cinquième jours, même état.

Sixième jour, diminution de la fièvre; douleur profonde et lancinante le long du bras; accès ordinaires.

Septième jour, trois cuillerées de looch térébenthiné (1); à la troisième cuillerée, grande chaleur à la bouche et à la région de l'estomac; picotement dans toute la partie malade; sommeil de deux heures; après la quatrième cuillerée cessation de l'émission involontaire des urines, toux moins violente, chaleur considérable dans le bras mouvemens plus libres, douleur supportable.

(1) Miel rosat, ℥ iv; huile de térébenthine, ʒ ij.

Le neuvième jour, cessation des douleurs et de la toux.

Les dixième et onzième jours, le mieux se soutient et la convalescence se confirme. Madame Peraut a conservé un peu d'inappétence, qui s'est dissipée d'elle-même.

## LVIIIe. Observation (1).

Névralgie dentaire aiguë, revenant chaque année; administration de l'huile de térébenthine à l'intérieur après un mois de souffrance; guérison le troisième jour de ce traitement.

Une femme sexagénaire était cruellement tourmentée depuis cinq ans par une névralgie dentaire, qui commençait et finissait avec l'hiver; cette névralgie présentait dans son cours des rémissions et des exacerbations irrégulières; parfois même elle se suspendait quelques heures ou quelques jours. En décembre 1818, un mois après le retour de cette douleur périodique, je fus consulté, et je mis de suite la malade à l'usage d'une potion dont l'huile essentielle de térébenthine faisait la base (2). Cette potion était à prendre

(1) Cette observation a été lue à l'Athénée de Médecine par M. Duparcque. *Bibliothèque médicale*, tome LXXIV, p. 84.

(2) ℞ Eau de laitue. . . . . . . . . . . . . . . . ℥ ij.
Huile de térébenthine. . . . . . . . . . . . ℈ j.
Gomme adragant. . . . . . . . . . . . . . ℈ j.
Jaune d'œuf. . . . . . . . . . . . . . . . n°. 1.
Sirop de gomme. . . . . . . . . . . . . . . ℥ j.

en quatre fois, à trois heures d'intervalle. Le deuxième jour, la dose de l'huile de térébenthine fut portée à un scrupule et demi, et le troisième jour à deux scrupules.

Dès le second jour les douleurs cessèrent et ne revinrent plus, quoique la malade, dégoûtée du médicament, en suspendît l'usage le quatrième jour. L'année suivante, la névralgie s'étant réveillée de nouveau, l'huile de térébenthine administrée de la même manière dès le quatrième jour, la fit complètement disparaître; depuis elle n'a plus reparu.

Je ne terminerai point ce qui me reste à dire sur l'emploi de l'huile de térébenthine dans le traitement des névralgies des membres et de la face, sans exposer jusques dans leurs plus petits détails tous les faits qui sont à ma connaissance où ce médicament a échoué, soit que son usage n'ait point été suffisamment prolongé, soit que les conditions qui pouvaient assurer son succès eussent été négligées, soit enfin que la nature même des maladies contre lesquelles on l'administrait s'opposât à ce genre de médication : ces observations de non réussite sont pour le moins aussi précieuses que celles qui constatent les guérisons, puisqu'elles servent à éclairer le praticien sur les cas où ce traitement doit être contre-indiqué, comme sur ceux où son utilité devient douteuse. La thérapeutique ne s'enrichissant réellement que par l'appréciation exacte et complète des moyens qu'elle emploie, on ne peut servir la science qu'en publiant en tout point les désavantages comme les avantages d'une méthode thérapeutique.

Actuellement je vais passer à l'étude des faits où l'administration de l'huile de térébenthine n'a été suivie que d'un soulagement léger ou éphémère, et je vais rapporter des histoires de malades qui n'ont retiré aucune amélioration de ce médicament. Ces faits sont peu nombreux, quoique je les aie recueillis de préférence aux autres, et que pour acquérir le plus de données possibles sur les causes qui s'opposent aux guérisons des névralgies par ce mode de traitement, je me sois servi de toutes les notes qui m'ont été communiquées par plusieurs de mes confrères. Chacun ensuite jugera de la valeur des moyens que je propose.

# CHAPITRE III.

## ARTICLE PREMIER.

*Observations de Névralgies qui n'ont été que faiblement soulagées par l'emploi de l'Huile de Térébenthine.*

### LIX^e. OBSERVATION.

**Névralgie sciatique aiguë. Administration du looch térébenthiné; chaleur le long du membre douloureux; *succès incomplet* par la suspension du traitement.**

Catherine Clysti, âgée de cinquante-cinq ans, constamment exposée au froid et à l'humidité, est prise, le 3 janvier 1816, d'une douleur qui, ayant son point de départ au genou droit, remonte le long de la face postérieure et externe de la cuisse, et vient se terminer à la région ischiatique. La malade éprouve dans tout ce trajet une sensation de froid glacial, accompagnée de picotemens; la douleur augmente lorsqu'elle remue le membre. Le 31 janvier, elle est soumise au traitement par le looch térébenthiné (1). Le 2 février, une demi-heure après l'ingestion

(1) Miel rosat, ℥ iv; huile de térébenthine, ʒ ij.

de ce médicament, elle commence à éprouver une sensation de chaleur le long de la cuisse malade; le fourmillement douloureux persiste. Le 3, la chaleur qui résulte de l'emploi de la térébenthine se répand également à la face; la douleur de la cuisse est très-sensiblement diminuée; mais le médecin ayant quitté la salle, ce traitement fut suspendu.

Tout nous donne lieu de penser ici, que si le looch avait été continué, la guérison de Catherine eût été complète. En effet, le caractère franchement névralgique de sa maladie, la chaleur développée le long du nerf sciatique et l'amélioration sensible que trois jours de traitement par la térébenthine apportèrent dans l'état de cette femme, nous paraissent devoir confirmer cette opinion.

## LX^e. Observation (1).

Névralgie sciatique aiguë, emploi des laxatifs et des ventouses scarifiées sans aucun avantage. Administration de l'huile de térébenthine à l'intérieur; chaleur gastrique; coliques; *soulagement éphémère.*

M. L***, âgé de cinquante-sept ans, d'un tempérament sanguin et robuste, s'étant assis sur un

(1) Recueillie par M. Réveillé-Parise. *Archives générales de Médecine*, tome IX, page 477.

banc de pierre très-froid, au mois d'avril 1825, fut atteint d'une sciatique très-vive. Quatorze jours d'un repos absolu et dans la position horizontale, des laxatifs répétés, huit ventouses scarrifiées qui saignèrent abondamment et qui furent placées sur la cuisse le long du trajet du nerf sciatique, dissipèrent les accidens. Le malade reprit ses occupations habituelles. Trois mois après, M. L*** s'étant fatigué par une longue course, voulut prendre un bain de rivière; mais dès le lendemain les douleurs reparurent avec une intensité toute nouvelle. Le malade eut recours aux moyens précédemment employés; mais, cette fois, ils furent sans succès. L'huile essentielle de térébenthine, administrée jusqu'à la dose de trois et quatre gros par jour, malgré des coliques et une chaleur vive à l'épigastre, produisit de l'amélioration, mais qui ne fut pas durable. Chaque fois que le malade voulait faire une course un peu longue, les douleurs revenaient avec violence; enfin, j'obtins la guérison par l'application d'un vésicatoire à l'endroit désigné par Cotugno, la tête du péroné; on eut soin d'entretenir modérément cet exutoire pendant trente-deux jours.

## LXI^e. Observation.

**Névralgie sciatique poplitée interne, aiguë, traitée par les frictions et des compresses imbibées d'huile de térébenthine; *succès incomplet*.**

Garnier, âgé de quarante-neuf ans, garde-forestier, est pris subitement, dans les derniers jours de septembre, d'une douleur qui s'étend du grand trochanter du côté droit au jarret, et qui est caractérisée par une sensation de froid glacial et de déchirement dans le membre; le lendemain cette douleur se propage à la jambe, le long du mollet jusqu'au talon, puis se contourne vers la malléole externe, d'où elle se porte à la plante du pied et vient se terminer aux cinq doigts. Vingt-deux bains sulfureux n'apportent aucun soulagement.

Le 24 novembre, les douleurs sont très-vives, les doigts du pied sont complètement insensibles et froids pour le malade, bien qu'ils soient à la température des autres parties du corps pour l'observateur. Lors des paroxysmes, la douleur irradie selon le trajet indiqué. L'appétit est considérablement augmenté depuis l'invasion de cette névralgie; du reste, Garnier se porte bien.

Le 25, on lui fait faire des frictions avec l'huile de térébenthine le long du membre douloureux, et on y applique des compresses imbibées de la même essence : une vive chaleur à la peau, suivie de rougeur et d'une sensation de picotemens, en est la suite. La douleur de la cuisse se dissipe presque complètement, mais celle de la jambe et du pied devient plus forte. On cesse ce mode de traitement.

## LXII^e. Observation (1).

Névralgie sciatique poplitée interne aiguë. Administration du looch térébenthiné après six jours de maladie; *très-léger soulagement.*

Laurenceon, âgé de vingt-cinq ans, éprouvait, depuis la fin de décembre 1819, des douleurs violentes occupant le trajet du nerf sciatique; après avoir persisté quelques semaines elles cessèrent complètement.

Le 26 février, cet homme est pris d'une douleur très-vive qui s'étend de la région ischiatique gauche au mollet et persiste jusqu'au 3 mars, époque où l'on lui prescrit deux cuillerées par jour du looch térébenthiné. Il continue ce traitement pendant huit jours; au bout de ce temps il sort de l'Hôtel-Dieu dans un état un peu plus satisfaisant que lorsqu'il y était entré.

(1) Ce fait m'a été communiqué par M. Robouam.

## LXIII^e. Observation.

Névralgie sciatique poplitée externe, chronique ; paroxysmes le soir; *usage infructueux* des frictions avec l'huile de térébenthine; administration du looch après deux mois de maladie ; cessation de la douleur de la cuisse, *léger soulagement* de celle de la jambe.

M. J***, âgé de cinquante-un ans, est pris, le 26 janvier 1817, d'une douleur qui part du cinquième métatarsien, suit le bord externe du pied et de la jambe, passe au jarret et vient se terminer, en remontant la face postérieure et externe de la cuisse, à la région trochantérienne. Cette douleur donne la sensation d'une forte compression; elle n'occupe qu'un espace circonscrit, presque linéaire, augmente le soir, cesse complètement lorsque la jambe est portée en dedans et appuyée sur le talon, tandis qu'elle devient très-vive lorsque le malade pose la pointe du pied à terre. La marche en est considérablement gênée.

Pendant douze jours M. J*** fait des frictions avec l'huile de térébenthine : il n'en éprouve pas le moindre soulagement. Le 26 mars, il commence l'usage du looch térébenthiné (1); il en prend trois cuillerées dans les vingt-quatre

(1) Miel rosat, ℥ iv ; huile de térébenthine, ʒ ij.

heures ; cependant quinze jours de son emploi n'amènent qu'une diminution légère de la douleur qui existait dans la jambe et une cessation presque complète de celle de la cuisse. Ce malade ne voulant pas continuer ce mode de traitement, je le suspendis.

## LXIVᵉ. Observation.

Névralgie sciatique chronique. Administration du looch térébenthiné ; soulagement marqué, point de selles ni d'augmentation des urines ; sueurs abondantes ; *succès incomplet.*

M. Ch., ancien officier, né d'un père qui fut long-temps sujet aux rhumatismes, avait continuellement joui d'une bonne santé, lorsqu'en 1814, étant alors âgé de quarante-deux ans, il commence à éprouver des douleurs assez vives dans l'étendue du nerf sciatique. Dès 1808 M. Ch. avait vu disparaître une sueur de pieds à laquelle il était sujet depuis long-temps ; cette sueur fut remplacée pendant six ans par une transpiration abondante des genoux. J'essayai en vain de la rétablir par l'usage des cataplasmes, des pédiluves, etc. La sciatique persista.

La douleur parcourait le trajet du nerf fémoro-poplité externe, depuis la région ischiatique jusqu'à la malléole ; elle consistait en élancemens rapides et en une sensation de froid, d'engourdissement et de fourmillemens dans le membre; la marche était très-difficile.

Le 12 juillet 1824, l'état des voies digestives étant parfait, je prescrivis au malade le looch térébenthiné (1), à la dose de trois cuillerées par jour. La sensation de froid qui existait dans le membre diminua notablement; les élancemens se firent sentir avec moins de violence; les engourdissemens et les fourmillemens devinrent moindres; la marche fut plus aisée; enfin le sommeil qui jusque-là était presque impossible, commença à se rétablir.

Le 17 juillet, la dose de l'huile de térébenthine est portée à trois gros. Comme les jours précédens, aucun effet particulier ne suivit l'ingestion de ce médicament, il n'y eut ni selles, ni sueur, ni augmentation des urines, mais un peu de chaleur dans le ventre.

Le 18 et le 19, une sueur assez abondante se développa dans le membre malade, mais sans que la douleur perdît de son intensité; cependant la marche était beaucoup plus facile qu'à l'époque où j'avais commencé ce mode de traitement.

Le 21, après l'ingestion du looch, une sueur très-abondante couvrit le corps; elle n'eut lieu d'abord que sur le côté gauche, depuis la face

(1) Miel rosat, ℥ iv ; huile de térébenthine, ʒ ij.

jusqu'au pied, et ce ne fut qu'au bout de quelque temps qu'elle se développa sur le côté droit.

Je continuai encore quelques jours l'emploi de l'huile essentielle de térébenthine; mais tout ce que je pus gagner sur la maladie de M. Ch., ce fut de rendre la marche assez facile pour faire de petites courses, et de dissiper presque complètement la sensation de froid qui existait dans la cuisse et la jambe droites; quant aux élancemens, ils persistèrent encore avec assez de violence. Les vésicatoires, les opiatiques, les bains, les douches, et beaucoup d'autres moyens furent plus tard employés; mais je n'en retirai que très-peu d'avantage.

## LXVe. Observation (1).

Névralgie sciatique aiguë; emploi infructueux de divers moyens. Administration de l'huile de térébenthine à l'intérieur; *soulagement de peu de durée*; retour des douleurs; suspension de ce médicament.

Sontz, gendarme d'élite, âgé de trente-quatre ans, d'un tempérament sain et vigoureux, était sujet presque tous les ans à des douleurs de sciatique du côté droit, pour lesquelles il subit avec succès divers traitemens. Atteint de nouveau par cette affection, sur la fin de janvier 1824, il eut

(1) Recueillie par M. Réveillé-Parise. (*loc. cit.*)

recours aux moyens qui l'avaient déjà guéri, mais ils furent sans utilité. Je lui proposai l'huile essentielle de térébenthine, ce qu'il accepta avec empressement. Les premières doses amenèrent dès le second jour une diminution notable des douleurs, qui cependant furent aussitôt rappelées par les mouvemens de progression; on augmenta la dose du médicament, mais divers accidens ayant eu lieu, on se vit forcé d'en suspendre l'usage.

Quatre mois se passèrent encore dans de vives douleurs, temps pendant lequel le malade essaya une multitude de remèdes, entre autres des frictions avec une brosse rude de manière à enlever l'épiderme; le jalap à haute dose, deux gros; la cautérisation de la cuisse par la combustion d'une traînée de poudre le long du trajet du nerf; enfin, la flagellation du membre malade avec des orties. Ces divers traitemens échouèrent, et cet homme dut sa guérison, après vingt-neuf jours, à l'application d'un large vésicatoire sur la tête du péroné; on entretint la suppuration pendant tout ce temps.

En somme, on voit que sur sept cas de névralgies sciatiques pour la plupart aiguës, et qui ont été plus ou moins soulagées par l'emploi de l'huile de térébenthine, quatre ont éprouvé une amélioration bien notable, savoir : Catherine Clysti, qui eût peut-être obtenu une guérison radicale si le traitement avait été continué plus long-temps (*Obs.* 59$^e$.); Garnier, qui fut traité par les frictions (*Obs.* 61$^e$.); et MM. J. et Ch. (*Obs.* 63$^e$. et 64$^e$.), dont la maladie datait de plusieurs années; que chez deux sujets seulement le soulagement, quoique bien évident, ne fut que de courte durée, M. L. (*Obs.* 60$^e$.) et Soutz (*Obs.* 65$^e$.); enfin qu'un seul n'éprouva presque aucun effet de ce mode de traitement, Laurençon (*Obs.* 62$^e$.).

Nous ajouterons à ces faits de soulagement incomplet les observations 15$^e$. et 21$^e$.

M. de Larroque qui a beaucoup fait usage de l'huile de térébenthine, et à l'obligeance duquel nous devons plusieurs des observations qui font partie de ce travail, a également reconnu, ainsi qu'il l'a dit dans le mémoire présenté par lui à l'Académie royale de Médecine, qu'on ne retirait que de faibles avantages de ce médicament toutes les fois que la sciatique dépendait de la compression des nerfs du bassin.

Passons actuellement aux cas où ce remède a complètement échoué.

## ARTICLE II.

### *Observations de Névralgies des membres traitées par l'Huile de Térébenthine sans aucun succès.*

### LXVI^e. OBSERVATION.

Névralgie sciatique poplitée externe, chronique. Administration du looch térébenthiné; un peu de sueur; *insuccès.*

M. B***, âgé de cinquante-deux ans, affecté depuis deux mois d'une douleur qui se répandait de la partie postérieure et supérieure de la cuisse au jarret et à la jambe, en suivant son bord péronier, se fait appliquer, sans en être en rien soulagé, deux vésicatoires sur le point de départ de la douleur; celle-ci persiste au même degré. Il n'existe point de véritables paroxysmes, mais des douleurs continues, consistant en élancemens et en une pesanteur très-incommode, avec difficulté de marcher. Le 26 janvier 1817, je mis ce malade à l'usage du looch térébenthiné (1) : le premier jour, il s'établit une légère sueur qui ne continua pas les jours suivans; au bout d'une semaine, la douleur ne se trouvant nullement diminuée, je cessai ce traitement.

(1) Huile de térébenthine, ʒ ij ; miel rosat, ℥ iv.

## LXVII^e. Observation (1).

Névralgie sciatique; emploi infructueux des sangsues, des émolliens et de divers autres traitemens. Administration de l'huile de térébenthine à l'intérieur après trois mois de maladie; soulagement; rechute; nouvel usage de ce remède; gastralgie; coliques; *insuccès*.

M. D***, âgé de cinquante-deux ans, commis dans une administration, fut attaqué, sans cause bien connue, à la fin de 1823, d'une sciatique des plus vives du côté droit. Les douleurs étaient intolérables; elles avaient lieu par élancemens, par les *fulgora doloris*, comme dit si bien Cotugno. Des sangsues appliquées le long du trajet du nerf, des émolliens, le repos, amenèrent quelque soulagement. M. D*** se croyait guéri, mais chaque fois qu'il voulait marcher, les élancemens se reproduisaient avec une telle violence qu'il ne pouvait s'appuyer sur le côté malade, et, selon son expression, il *traînait son membre* plutôt que de s'en servir. On tenta une foule de remèdes, tous furent sans succès, ou du moins n'eurent que peu de durée.

Il y avait trois mois que le malade était dans cet état, lorsque je le vis. Voulant apprécier

(1) Observation recueillie par M. Réveillé-Parise. (*loc. cit.*)

d'une manière positive l'efficacité de l'huile essentielle de térébenthine, je fis suspendre tout autre médicament et je l'administrai à la dose d'un gros par jour, puis graduellement jusqu'à trois gros, dans un excipient convenable. Dès le quatrième jour le malade éprouva un mieux très-sensible, qui se soutint pendant quelque temps. M. D*** voulut en profiter pour aller à son bureau; mais, quoique bien couvert et marchant avec précaution, les douleurs reparurent avec une nouvelle intensité. En vain chercha-t-on à les calmer au moyen de nouvelles doses de térébenthine; les effets ne répondirent nullement à notre attente; bientôt la chaleur et la sécheresse de la gorge, la gastralgie et des coliques très-vives, nous forcèrent d'en discontinuer l'usage.

Un large vésicatoire fut appliqué sur la tête du péroné; le huitième jour le malade fut soulagé; le vingtième il était guéri. La maladie n'a pas reparu. On eut soin d'entretenir la liberté du ventre.

Bien que ce malade ait été évidemment soulagé lorsqu'il commença l'usage de l'huile de térébenthine, nous avons cru, cependant, devoir placer son observation parmi les cas d'insuccès, vu l'intensité que prit ensuite la maladie.

## LXVIIIe. Observation.

Névralgies crurale et péronière aiguës; emploi infructueux des sangsues et de la saignée. Administration de l'huile de térébenthine à l'intérieur après cinq jours de maladie; point de chaleur le long du membre; nulle augmentation de la transpiration ou des urines; *insuccès.*

Cahu, âgé de trente-un ans, couvreur, commence à ressentir, le 3 février 1819, une douleur dans l'aine gauche avec tuméfaction des glandes inguinales. Des cataplasmes émolliens font cesser le gonflement; mais la douleur de l'aine persiste et même s'étend à la partie interne et antérieure de la cuisse, où elle donne lieu à une sensation de tiraillement et de déchirement; il n'existe du reste ni rougeur ni gonflement du membre. Le 8, la douleur se répand à la jambe en passant sur la rotule, puis descend le long de son bord péronier jusqu'à la malléole externe, en déterminant de violens élancemens dans tout le trajet du nerf musculo-cutané; par momens elle donne la sensation d'une boule qui coule le long du membre. Une saignée et des sangsues n'ayant apporté aucun soulagement, on commence l'emploi du looch térébenthiné (1). Au lieu de le prendre à l'intérieur, le malade

(1) Miel rosat, ℥ iv; huile de térébenthine, ʒ ij.

s'en frictionne la cuisse, ce qui amène une légère amélioration dans son état. Cependant, le lendemain les douleurs reparaissent; on prescrit de nouveau l'essence de térébenthine à l'intérieur : elle ne produit aucune chaleur dans le membre malade; elle n'augmente non plus en rien les sueurs ni les urines; enfin la douleur se maintient au même degré. On cesse dès-lors l'usage du looch térébenthiné, et l'on a recours à différentes combinaisons d'opium, dont on ne retira pas plus d'avantage.

## LXIX^e. Observation (1).

Névralgie sciatique chronique ayant résisté depuis plusieurs années à divers traitemens. Emploi du looch térébenthiné; *insuccès.*

Le sieur Dilion, âgé de cinquante-sept ans, demeurant à Ecouen, d'un tempérament sanguin, était sujet, depuis plusieurs années, à une névralgie fémoro-poplitée qui se renouvelait tous les deux ou trois ans, et durait de neuf à onze et treize mois; il fut soumis pendant ce temps à divers traitemens successivement conseillés par plusieurs médecins, mais il n'en retira aucun soulagement.

(1) Cette observation a été publiée par M. Dufaur. Voyez la *Revue médicale*, tome III, année 1824.

Le 17 mars 1824, j'eus occasion de le voir; je l'engageai à faire usage de l'essence de térébenthine à l'intérieur; il en prit pendant plusieurs jours et sous différentes formes, sans en obtenir d'autre effet qu'une perte de l'appétit, qui ne se rétablit plus tard que très-lentement.

## LXX^e. Observation (1).

Névralgie sciatique chronique; emploi infructueux des vésicatoires fixes et volans, des opiatiques, du moxa, etc., etc.; tuméfaction du membre; violentes douleurs; impossibilité des mouvemens. Administration du looch térébenthiné; nul effet de ce médicament; *insuccès*.

M. ***, âgé de cinquante-huit ans, replet, d'un tempérament lymphatique, souffrait assez habituellement, et depuis très-longtemps, de douleurs rhumatismales; il était en outre affecté depuis près de six ans d'une névralgie sciatique du côté gauche. La jambe était tuméfiée, infiltrée; la moindre pression du membre, comme le moindre mouvement, occasionait de violentes douleurs. Des élancemens se faisaient sentir dans toute l'étendue du nerf fémoro-poplité. La marche était devenue tout-à-fait impossible, et M. *** était obligé de se coucher à terre afin d'éviter toute espèce de mouvemens, le lit ne pouvant

(1) Observation communiquée par M. Andrieux.

même plus être supporté. Cinq à six médecins avaient successivement donné des soins à M. *** sans que sa maladie eût perdu de sa violence ; l'opium sous presque toutes les formes, les vésicatoires volans et fixés, le moxa, les frictions de toute espèce et une foule d'autres moyens avaient été employés sans aucun succès. Ce fut alors que je voulus tenter l'usage de l'huile de térébenthine. J'administrai la potion de M. Martinet (1), à prendre par cuillerée à bouche, trois fois par jour. Les premières prises déterminèrent quelques selles liquides, mais ne donnèrent point lieu à de la chaleur dans le membre douloureux. Ce traitement fut continué sans nulle amélioration. Les urines ne subirent aucune augmentation ; le malade n'accusa point de chaleur dans l'estomac, mais quelques coliques. Après plus de huit jours d'un traitement aussi infructueux que ceux qui avaient été employés jusque là, M. ***, à qui cette potion répugnait beaucoup, ne voulut plus en faire usage. J'appris, six mois après, qu'il venait de succomber (2).

(1) ♃ Jaune d'œuf. . . . . . . . . . . . . . . . . . n°. 1.
Huile de térébenthine. . . . . . . . . . . . . . ʒ iij.
Sirop de menthe. . . . . . . . . . . . . . . ℥ ij.
—— de fleurs d'oranger. . . . . . . . . . . ℥ j.

(2) La 20e. observation nous a offert un cas d'insuccès absolument semblable.

Les cinq observations de non succès qu'on vient de lire sont les seules, à l'exception de celle qui appartient à M. Andrieux, qui jusqu'ici aient été publiées. Cependant il ne faudrait pas croire qu'il n'en existe pas d'autres. Trop de praticiens ont eu recours, depuis nos premières recherches, à ce mode de traitement, pour penser qu'ils n'aient point été trompés dans leur attente, ainsi que cela n'arrive malheureusement que trop en thérapeutique. Nous allons ajouter à cette liste les renseignemens que nous avons pu obtenir de plusieurs de nos confrères, tout en regrettant que les observations n'aient point été recueillies, ce qui aurait sans doute jeté du jour sur les causes de ces non-réussites comme sur les conditions qui peuvent assurer le succès.

Je tiens de M. Léveillé, Médecin de l'Hôtel-Dieu, qu'en plusieurs occasions il a essayé l'huile de térébenthine contre des sciatiques plus ou moins anciennes, et que dans aucun cas il n'a obtenu de guérison, quoique, cependant, il ait continué ce médicament pendant sept à huit jours, et à la dose d'un gros et plus dans les vingt-quatre heures.

M. Deslandes qui, dans plusieurs occasions, a obtenu des guérisons complètes par la méthode dont nous nous occupons, a remarqué que l'huile de térébenthine échouait ou même exaspérait la maladie, lorsque la douleur dépendait de l'inflammation des nerfs, que ceux-ci étaient augmentés de volume et sensibles à la pression.

M. Bousquet, secrétaire de l'Académie royale de Médecine, M. Jolly, et M. Barrié, inspecteur des eaux de Bagnères Luchon, m'ont aussi rapporté qu'il leur est arrivé d'avoir recours à ce médicament sans aucun succès. Enfin, à ces faits nous en ajouterons un autre, observé par M. Réveillé-Parise, chez un sujet très-irritable qui était affecté d'une violente sciatique : à la vérité, il ne put continuer l'usage de cette essence, vu que des vomissemens survinrent dès les premières prises. (*Archives générales*, tome IX, page 477.)

M. Récamier qui, tant de fois a eu lieu de se louer de l'huile de térébenthine, l'a également employée en vain; j'en dirai autant de M. de Larroque, qui, entre autres malades, m'a cité un colonel dont la sciatique existait depuis longtemps; ce même médecin a en outre observé que les névralgies sus-orbitaires, faciales et cubitales résistaient à ce mode de traitement.

Tels sont les cas d'insuccès dont j'ai pu avoir connaissance; il en est d'autres encore sans doute; puissent ces faits exciter ceux qui en possèdent de semblables à les rendre publics, et à jeter par là un nouveau jour sur la question qui nous occupe!

## CHAPITRE IV.

*De quelques Opinions émises dans ces derniers temps sur l'Emploi de l'Huile de Térébenthine dans la Sciatique.*

Nous étant imposé le devoir de recueillir tout ce qui a été écrit sur l'administration de l'huile de térébenthine dans les névralgies, quelles que soient du reste les opinions émises sur ce médicament, qu'elles nous soient favorables ou qu'elles nous soient opposées, nous ne pouvons, dans l'intérêt de la question que nous avons cherché à éclairer, passer sous silence les réflexions que M. Réveillé-Parise a jointes à un mémoire sur la sciatique, lu par lui à l'Académie royale de Médecine en 1825. Sans attacher à cet article plus de prix que l'auteur ne lui en a sans doute attaché lui-même, nous croyons cependant devoir en appeler d'un jugement qui nous a semblé porté avec trop de légèreté pour ne pas exiger quelques lignes de réfutation. Nous allons citer textuellement le passage de M. Réveillé-Parise.

« Dans ces derniers temps on a eu recours à » une substance employée depuis long-temps en » Angleterre : on a administré à l'intérieur l'huile

» essentielle de térébenthine unie au miel ou à un » sirop quelconque. Comme il arrive toujours, » ce médicament fut à peine essayé que l'enthou- » siasme exagéra ses avantages, on ne vit plus » que des observations de sciatiques guéries, et » guéries *tutò, citò* et *jucundè*, car une agréable » chaleur se répand, dit-on, aussitôt dans le nerf, » signe et présage certain d'une guérison pro- » chaine. Bientôt l'expérience dissipa le prestige. » On ne tarda pas à s'apercevoir que l'huile essen- » tielle de térébenthine ne guérissait radicale- » ment cette névralgie que bien rarement; qu'il » n'y avait le plus souvent qu'une légère amélio- » ration, et qu'enfin, introduite dans l'appareil » digestif de certains individus délicats et irri- » tables, il se manifestait des coliques, de la » diarrhée, des phlyctènes buccales et labiales, » le priapisme, l'ivresse, et même de violens ac- » cès de fièvre, phénomènes favorables, si l'on » veut, à un système trop exclusif, mais qui n'en » est pas moins exact, et qu'il faut énoncer, car » la véritable orthodoxie médicale consiste dans » le bon et le vrai, de quelque part qu'ils » viennent.

» Toujours infidèle et souvent dangereux, le » médicament dont il s'agit ne doit donc inspi- » rer que très-peu de confiance. De deux choses » l'une: ou on l'emploie à des doses légères, et alors

» on n'obtient aucun résultat; ou on l'emploie » à des doses élevées, et, dans ce cas, il est diffi- » cile de calculer les accidens qui peuvent sur- » venir. En augmentant graduellement les doses » on n'est pas même sûr d'atteindre le but, car » l'irritation gastro-intestinale se manifeste » quelquefois subitement. Nous pourrions invo- » quer ici, en preuve de nos assertions, le témoi- » gnage de praticiens distingués, si nous ne » craignions de donner trop d'étendue à ces ré- » flexions. » (*Mémoire sur la Sciatique;* par M. Réveillé-Parise. *Archives générales de Médecine,* tome IX, page 471.)

*Bientôt l'expérience dissipa le prestige; on ne tarda pas à s'apercevoir que l'huile de térébenthine ne guérissait radicalement que bien rarement; qu'il n'y avait, le plus souvent, qu'une légère amélioration.* Comment M. Réveillé-Parise a-t-il pu écrire ces mots, lorsqu'à des époques assez éloignées les unes des autres, et toutes antérieures à son article, MM. de Larroque, Dufaur et moi, avions publié plus de trente faits où la guérison avait été complète et durable? Où sont les observations qui ont servi de base à ce jugement? M. Réveillé-Parise en cite, il est vrai, quatre dans son mémoire (1),

(1) *Voyez* les *Observations* 50e., 55e. et 57e

mais quatre cas peuvent-ils détruire plus de cinquante faits recueillis par divers observateurs ?

Si M. Réveillé-Parise n'a point réussi par la méthode que nous avons indiquée, si quelques médecins connus de lui ont été dans le même cas, nous n'en sommes nullement étonné ; il nous est également arrivé d'échouer, notre premier mémoire en fait preuve ; mais ce qu'il faut savoir, c'est dans quelle proportion sont et les succès et les non-succès.

M. Réveillé-Parise nous paraît complètement en dehors des faits lorsqu'il dit : *Toujours infidèle et souvent dangereuse, l'huile de térébenthine ne doit donc inspirer que très-peu de confiance.* Pourquoi se hâter de généraliser si vite quelques faits particuliers ? Pourquoi vouloir imposer ses opinions à l'exclusion de toute autre? Pourquoi?....... C'est que *l'enthousiasme* de l'écrivain l'a sans doute emporté sur le jugement du critique ; c'est que l'exagération s'est mise à la place des faits ; c'est qu'il est plus facile d'ajouter ensemble des mots *citò* et même *jucundè,* que de se défendre de sa propre expérience, pour peu surtout qu'elle soit bornée ; et cependant c'est de celle-là dont il faut se méfier ; c'est d'elle dont Hippocrate a dit : *Experientia fallax.*

Si M. Réveillé-Parise avait lu avec attention les faits rapportés par Home, par MM. de Larroque et Dufaur, ou ceux que j'ai publiés en 1818 et en 1823, il eût été moins prompt à écrire : *de deux choses l'une, ou l'on emploie l'huile de térébenthine à des doses légères, et alors on n'obtient aucun résultat; ou on l'emploie à des doses élevées, et, dans ce cas, il est difficile de calculer les accidens qui peuvent survenir.* Il aurait vu, en effet, que ni l'une ni l'autre de ces deux propositions n'est vraie; que, pour guérir la sciatique, il faut donner l'huile de térébenthine à petite dose; et que, s'il arrive, par une méprise du malade, ou par le tort du médecin, que ce médicament ait été administré avec peu de mesure, les accidens qui suivent, consistent alors en coliques, diarrhée, vomissemens, strangurie, etc., ainsi que nous l'avions fait connaître dans la première édition de ce mémoire; mais que ces phénomènes se dissipent d'eux-mêmes et en peu de jours.

Quant aux phlyctènes buccales et labiales, à l'ivresse, aux coliques, aux violens accès de fièvre, etc., que M. Réveillé-Parise dit se manifester chez les sujets délicats et irritables, nous le croyons encore en dehors de ce que l'expérience démontre journellement. Les premiers de ces accidens sont excessivement rares; à peine tous les faits publiés jusqu'ici peuvent-ils en fournir deux à trois exemples (1). M. Réveillé-Parise, en censeur scrupuleux, devait au moins indiquer dans quelle proportion ils se trouvaient.

Nous aussi nous pourrions invoquer, en faveur de notre opinion, le témoignage de praticiens distingués; mais nous avons préféré, ainsi qu'on a pu le voir dans le chapitre précédent, nous éclairer des lumières de ceux qui nous sont opposés, persuadé que la vérité, de quelque part qu'elle vienne, vivifie la science, tandis que l'exagération en arrête les progrès.

En parlant de la manière d'agir de l'huile de térébenthine dans les névralgies (*voy.* pag. 68), nous n'avons rapporté qu'une partie de l'explication donnée par M. Barbier, celle qui se trouve dans la première édition de son *Traité de Matière médicale*. Dans la seconde, ce médecin adopte presque entièrement l'opinion que nous avions émise en 1823, savoir : que les succès obtenus par l'huile de térébenthine dans la sciatique paraissent dépendre de la nouvelle stimulation que ce médicament détermine dans le nerf douloureux, stimulation suffisamment prouvée par la chaleur qui se répand alors dans son

(1) *Voyez* les *Observations* 15e. et 25e., et, mieux, le résumé qui termine ce mémoire.

trajet, et par l'augmentation d'énergie qui se manifeste dans les capillaires cutanés.

M. Raige-Delorme, dans les *Archives générales de Médecine*, sans nier l'action spécifique de l'huile de térébenthine sur les nerfs, spécificité que nous n'avons jamais prétendu professer, semble disposé à attribuer les bons effets de ce médicament à la vive irritation qu'il exerce sur l'estomac, irritation qui peut se répéter sympathiquement sur le nerf sciatique et y déterminer un excès d'action vitale. Quoi qu'il en soit, nous croyons ne point être sortis des faits, en ayant exprimé purement et simplement ce qui est, en ayant dit : que les nerfs, comme l'estomac, comme les intestins, comme presque tous les organes, sont vivement stimulés par la présence de l'huile de térébenthine dans les voies digestives, mais que cette stimulation retentit plus fortement vers le nerf douloureux, vu l'état de maladie dans lequel se trouve ce dernier.

## RÉSUMÉ.

L'usage de la térébenthine dans le traitement des maladies des nerfs remonte à une assez haute antiquité. Galien, Michaël Doringius s'en servaient sous forme d'emplâtre; Scultet l'employait avec succès contre la piqûre des nerfs; Bonnet parvint même à guérir une névralgie avec l'huile essentielle que cette substance contient. Mais ce fut Archibald qui, le premier, fixa l'attention des médecins sur ce médicament dans les cas de sciatiques. Ayant fait part à Cheyne des avantages qu'il en obtenait, celui-ci le conseilla à Home, qui, plus tard, publia, dans ses *Medical facts and experiments*, sept observations sur ce sujet. Depuis, Holst, Thilenius, Lentin, en Allemagne, MM. Récamier, de Larroque, Dufaur, Husson, en France, et plusieurs autres praticiens y eurent successivement recours.

Des divers modes d'administration de l'huile de térébenthine, celui qui mérite la préférence est l'usage intérieur de cette essence, mais à dose modérée, un gros par jour environ, donné en trois prises, et de manière à ce que l'absorption soit et plus lente et plus complète; de la sorte, cette huile n'est point entraînée au dehors par les évacuations alvines. A cette dose d'un scrupule par prise, dans un véhicule convenable, tels que le miel, la gomme, les sirops, et mieux, la magnésie calcinée (1), laquelle masque davantage la saveur âcre de la térébenthine, cette essence donne lieu à une chaleur assez vive dans l'estomac et dans le reste du tube digestif, et à une sensation semblable, plus ou moins forte, dans le nerf et le membre malades; quelquefois même il s'ensuit une sueur générale. Chez certains sujets on observe de légères coliques ou un peu de diarrhée, et plus rarement encore une augmentation des urines ou la dysurie. Mais si la dose est portée à un gros par prise, des coliques assez intenses, de la diarrhée, de la strangurie, des vomissemens même, peuvent en être la suite, sans que, cependant, ces divers phénomènes d'irritation des voies digestives et urinaires soient de longue durée; ils se dissipent d'eux-mêmes par la seule suspension de ce médicament. Chez les sujets dont l'estomac est irritable, une petite quantité de laudanum, ou la forme opiatique donnée à l'huile de térébenthine, s'opposent avec avantage à la stimulation trop vive que ce mé-

(1) Voyez les formules indiquées aux pages 78, 80, 83 et 84.

dicament pourrait déterminer sur la muqueuse gastro-intestinale.

Administrée de la manière qu'il vient d'être dit, c'est contre la sciatique que cette essence se montre le plus utile ; peut-être aussi est-ce parce que cette névralgie est la plus commune. Cependant son efficacité est encore très-remarquable dans les autres névralgies des membres.

Lorsqu'on cherche dans les phénomènes qui suivent l'emploi de l'huile de térébenthine à se rendre compte de sa manière d'agir, et conséquemment à s'expliquer la cause de son efficacité, on ne peut rapporter cette dernière, ni à des évacuations alvines, ni à une augmentation des urines ou de la transpiration : en effet, ces diverses augmentations de sécrétion n'ont lieu ni régulièrement, ni constamment, et ne se trouvent nullement en rapport avec les succès que l'on obtient ; tandis que, d'une autre part, l'on voit chaque jour des médicamens purger, faire suer ou uriner beaucoup plus abondamment que celui dont il est question ici, sans que leur usage soit suivi de guérisons semblables. C'est ce qui avait fait attacher par Home une vertu spécifique à l'huile de térébenthine dans le cas de sciatique.

Quelques médecins ont pensé que ce médicament guérissait en agissant sur le cerveau et en opérant un effet révulsif sur l'estomac et la peau ; mais, ainsi qu'on a pu s'en convaincre par la lecture de ce mémoire, ces effets manquent presque toujours lors même qu'il y a guérison ; on ne peut donc point admettre cette explication. D'autres, enfin, font dépendre ses avantages d'une révulsion sur les nerfs, sympathique à celle de l'estomac.

Quant à nous, nous croyons que la stimulation que cette huile produit sur la muqueuse gastrique a également lieu sur les nerfs douloureux, et cela d'autant plus fortement que ceux-ci sont déjà dans un état de maladie et dans un état de maladie plus intense, ce qui nous paraît expliquer pourquoi ce médicament n'est jamais plus efficace que quand la douleur est plus violente ou plus opiniâtre. La nouvelle modification apportée dans l'état du nerf amène un état particulier qui le dispose à rentrer dans la voie normale, la santé. La chaleur que la plupart des sujets guéris ou soulagés ressentent dans les parties affectées nous semble donner encore plus de valeur à cette explication.

Quant à savoir si l'huile de térébenthine agit directement sur les nerfs par absorption, ou si son action ne s'exerce sur eux que secondairement et sympathiquement, par l'intermède de l'estomac, nous pencherions davantage pour la première de ces hypothèses, et nous basons notre opinion sur le défaut de succès, ou, du moins, sur les succès plus rares qui ont lieu lorsque cette huile purge violemment, ou lorsqu'on traite les névralgies par des substances qui n'agissent qu'en irritant la muqueuse gastro-intestinale. Quant à l'action de la térébenthine sur les voies urinaires, nous la regardons comme rarement utile, et souvent même comme nuisible.

Administrée à l'extérieur, c'est en frictions que l'huile de térébenthine réussit le mieux; elle détermine de la rougeur à la peau sans provoquer de chaleur le long du nerf; alors elle agit simplement comme rubéfiant. De cette ma[illegible]e occasione assez souvent de la céphalalgie par son odeur forte et pénétrante.

Ce médicament, indiqué dans tous les cas de névralgies des membres, l'est particulièrement dans la sciatique, lorsque cette maladie consiste dans une simple névralgie, et que rien n'indique que le nerf est altéré dans sa texture, qu'il est enflammé, ou qu'il est comprimé par quelque tumeur développée dans son voisinage. Toutes choses égales d'ailleurs, plus la douleur est intense, mieux le trajet du nerf est dessiné par cette douleur, plus les paroxysmes sont violens, en un mot, plus la maladie est opiniâtre, qu'elle existe depuis long-temps ou que sa durée ne date que de quelques jours, plus sont grandes les chances de guérison. Seulement il faut, pour ne pas être obligé de suspendre plus tard l'administration de ce médicament, que l'estomac soit parfaitement sain.

Douze jours suffisent, dans la plupart des cas, pour la guérison d'une névralgie des membres, et quatre à six ordinairement. Continuer plus long-temps l'emploi de ce remède serait compromettre gratuitement l'état des voies digestives.

Pour mettre le lecteur à même de juger avec une plus entière connaissance de causes, de l'exactitude de ce résumé, nous allons terminer par un [illegible] analytique des diverses observations contenues dans ce mémoire.

En somme, sur *soixante-dix sujets* affectés pour la plupart de sciatiques ou d'autres névralgies des membres, *cinquante-huit* ont été guéris, savoir : trois par les *frictions*, et tous les autres par l'usage de l'huile de térébenthine administrée à l'intérieur ; *dix*, dont deux suspendirent trop tôt leur traitement, n'éprouvèrent qu'un soulagement plus ou moins durable ; enfin, *cinq* n'en retirèrent aucune amélioration. Deux de ces derniers avaient une maladie de l'articulation, à laquelle ils succombèrent quelques mois après.

Sur ces soixante-onze névralgies (un de ces malades en avait deux), quarante étaient aiguës et trente-une chroniques. Sur les quarante aiguës, trente-quatre furent guéries ; cinq furent seulement soulagées, et *une seule* resta dans le même état. Sur les trente-une chroniques, vingt-quatre furent guéries, trois furent soulagées, quatre n'éprouvèrent aucune amélioration.

Sur ces soixante-onze névralgies, trente-trois avaient résisté à divers traitemens antérieurs ; et, sur ces trente-trois, *vingt-cinq* furent complètement guéries, *quatre* ne furent que soulagées, et les *quatre* autres restèrent dans le même état.

Sur les cinquante-huit névralgies guéries complètement par l'huile de térébenthine, *trente-quatre* le furent en moins de six jours, *vingt-deux* en moins de douze jours, et *trois* dans l'espace de vingt-huit à quarante-cinq jours.

Sur ces cinquante-huit névralgies guéries on comptait quarante-huit sciatiques, dont deux furent traitées par les frictions ; trois névralgies crurales, quatre brachiales, et trois faciales.

Sur les dix névralgies qui ne furent que soulagées et qui, *toutes*, étaient des sciatiques, il y en eut deux où le traitement fut suspendu dès le deuxième jour.

Enfin, sur les cinq où l'huile de térébenthine échoua complètement, il y avait quatre sciatiques et une névralgie crurale. Deux de ces malades moururent de coxalgie.

Chez vingt-un sujets on constata un développement de chaleur dans le trajet du nerf et le long du membre douloureux, et chez dix-neuf d'entre eux la guérison fut parfaite. Les deux autres ayant suspendu le traitement, ne furent que soulagés.

Chez dix-huit on observa de la chaleur dans le tube digestif et particulièrement dans l'estomac. Trois furent pris de vomissemens, et chez deux cet accident fut occasioné par une dose d'huile de térébenthine beaucoup trop forte (deux gros en une seule fois).

Trois eurent de la diarrhée et éprouvèrent des coliques assez vives.

Un seul présenta des phlyctènes buccales.

Chez cinq, les urines furent augmentées. Quatre se plaignirent de dysurie ou de strangurie (deux avaient pris une dose de térébenthine trop forte).

Chez dix on observa une sueur générale ; chez deux seulement la sueur fut bornée au membre douloureux.

Enfin, une femme fut comme enivrée par l'huile de térébenthine, et deux autres sujets éprouvèrent un prurit par tout le corps.

FIN.

# TABLE DES MATIÈRES.

## CHAPITRE PREMIER.





FIN DE LA TABLE.

DE L'IMPRIMERIE DE GUEFFIER, RUE MAZARINE, N°. 23.

www.ingramcontent.com/pod-product-compliance
Ingram Content Group UK Ltd.
Pitfield, Milton Keynes, MK11 3LW, UK
UKHW020142220726
13923UKWH00001B/313

9 782019 293635